DES

MALADIES SIMULÉES

DANS L'ARMÉE

EVREUX, IMPRIMERIE DE CHARLES HÉRISSEY.

DES
MALADIES SIMULÉES
DANS L'ARMÉE

ET DES

MOYENS DE LES RECONNAITRE

PAR

LE DOCTEUR W. DERBLICH

MÉDECIN D'ÉTAT-MAJOR DANS L'ARMÉE AUTRICHIENNE

TRADUITES DE L'ALLEMAND ET ANNOTÉES

PAR

PAR LE Dr ADRIEN SCHMIT

MÉDECIN AIDE-MAJOR DE 1re CLASSE A L'ÉCOLE D'APPLICATION DE CAVALERIE
LAURÉAT DE L'ACADÉMIE DE MÉDECINE,
MÉDAILLE D'ARGENT 1880, MÉDAILLE D'OR 1881
MEMBRE CORRESPONDANT DE LA SOCIÉTÉ DE MÉDECINE DE NANCY, ETC.

PARIS

ASSELIN ET Cie, ÉDITEURS

LIBRAIRES DE LA FACULTÉ DE MÉDECINE

PLACE DE L'ÉCOLE-DE-MÉDECINE.

—

1883

TRAVAUX DU TRADUCTEUR

Des grossesses prolongées (75 pages, Paris 1876, chez V. Adrien Delahaye et Cie, libraires éditeurs).

Du carcinome du segment inférieur et du col de la matrice comme obstacle mécanique à la dilatation du col utérin et à l'accomplissement du travail de l'accouchément, publié dans les *Archives de Tocologie*, février 1876.

Note sur un cas d'hystérie chez l'homme, envoyée au conseil de santé des armées (1878).

De la transposition du cœur et des principaux viscères abdominaux, publié dans le *Recueil de Mémoires de médecine et de chirurgie militaires* (avril 1880).

Contribution à l'étude des causes qui peuvent influencer le résultat des vaccinations et revaccinations. De la substitution possible du vaccin d'adulte au vaccin infantile. (Mémoire récompensé par l'Académie de médecine, médaille d'argent, 1881.)

Quelques nouvelles considérations sur les revaccinations. (Mémoire récompensé par l'Académie de médecine, médaille d'or, 1882.)

Des calculs salivaires. (Mémoire présenté à l'Académie de médecine pour le prix Barbier en 1882.)

Note sur un cas de luxation de la deuxième phalange du gros orteil, envoyée au conseil de santé des armées (mai 1882).

AVERTISSEMENT DU TRADUCTEUR

Étudions l'étranger, pour mieux connaître
et mieux aimer la France.

         NISARD.

Etre utile à nos collègues de l'armée qui ont souvent
encore l'occasion d'observer des maladies exagérées ou
simulées, leur faire connaître ce que sont les maladies
simulées ou exagérées dans les armées étrangères, et
quels sont surtout les différents moyens de les combattre
et de les déjouer, tels sont les motifs qui nous ont fait
entreprendre la traduction du livre du docteur Derblich,
si justement apprécié en Autriche-Hongrie, et que des
comptes rendus élogieux publiés dans les journaux français ont déjà signalé à l'attention médicale.

Pour montrer ici la valeur réelle du livre que nous
avons traduit, il faudrait en faire des citations, et lui
emprunter des exemples, en un mot faire une analyse
critique de l'enseignement qu'il renferme. D'autres nous
ont devancé dans cette tâche; aussi nous ne croyons pas
qu'il soit nécessaire de revenir sur cette question.

Dans notre traduction, nous nous sommes efforcé de

rester le plus possible fidèle au texte de l'ouvrage. Les notes, réflexions et observations que nous y avons ajoutées, ont eu pour but d'appeler l'attention sur certaines simulations, rares peut être en Autriche-Hongrie, et pour ce motif signalées seulement par Derblich, mais observées plus fréquemment en France.

Nous avons cru devoir aussi mettre en regard des dispositions légales qui régissent certaines maladies et infirmités en Autriche-Hongrie au point de vue du recrutement et de l'aptitude au service militaire, celles qui régissent ces mêmes maladies en France et dans les autres armées. Le lecteur pourra ainsi comparer, apprécier et juger.

Être utile, avons-nous dit, a été notre principal but! Puisse le bienveillant accueil qui sera réservé à ce livre nous montrer que, si nous n'avons pas rempli complètement le but que nous nous proposions, nous nous en sommes du moins approché!

Nous adressons, en terminant, nos remercîments à MM. Urban et Schwartzenberg, libraires-éditeurs à Vienne, qui ont bien voulu nous donner l'autorisation de traduire le livre de Derblich.

Saumur, 1er avril 1882.

CHAPITRE I

INTRODUCTION

Donner son sang et mourir pour la patrie, sacrifier ses propres intérêts pour la défense du sol natal, sont certainement des maximes grandioses. Malheureusement, elles ne sont pas plus du goût de tout le monde que cette phrase si souvent répétée : « Que la jeunesse se nourrit d'idéal, et que pour la vertu et la patrie seules, elle cache dans son cœur le plus pur oriflamme. »

S'il avait encore dans notre siècle toute sa valeur, ce principe des vieux Romains, que le sacrifice volontaire de l'intérêt particulier à l'intérêt général, que l'abandon de ses biens et de sa vie pour une grande idée procure le plus de gloire, et si ce dévouement volontaire pour la patrie était le seul attribut de la jeunesse remplie d'enthousiasme, nos jeunes gens auraient certes plus d'amour pour le métier des armes. Ils ne chercheraient pas alors (comme l'instruction officielle l'indique dans le para-

graphe 1ᵉʳ de l'examen médical des conscrits) à se soustraire au service par l'invention ou l'exagération, quelquefois même par la production d'infirmités.

On ne trouverait pas alors, devant les conseils de révision et dans les hôpitaux militaires, ce grand nombre
de maladies simulées qui mettent au défi et la patience la
plus grande, et la thérapeutique la plus soutenue.

Aussi le médecin militaire perd toute illusion, et ne
croit plus à cet amour enthousiaste et dévoué de la jeunesse pour le métier des armes, lorsqu'il observe les
moyens et les ruses qui sont employés par ces nouveaux
défenseurs de la patrie, pour se dérober au service militaire.

Il n'entend pas seulement raconter des histoires fantastiques de maladies, et réciter tous les chapitres de la
pathologie; mais il voit souvent encore de beaux exemples de maladies provoquées qui sont présentées, avec
une adresse et une persévérance qui seraient certes bien
mieux employées en toute autre circonstance.

A côté de ce faible amour de la patrie, on trouve, pour
expliquer la simulation chez le soldat, des motifs analogues à ceux qui la provoquent partout; la crainte,
l'égoïsme, et quelquefois la vengeance et la haine. La
crainte de servir « de chair à canon » est bien, il est
vrai, une puissante raison qui doit éloigner les jeunes
gens, aussi longtemps que possible, de l'état militaire!

Après cela vient la dure discipline, les bornes mises
à la liberté individuelle, l'obéissance passive, les exercices corporels inaccoutumés et parfois rigoureux, cette
manière de vivre, mesquine, qu'on ne tient pas en grand

crédit et enfin l'éloignement du cercle et du foyer de la famille.

Tous ces motifs sont sans nul doute propres à inspirer au conscrit imbu d'une idée si peu élevée de sa vocation, de la crainte et des angoisses. Aussi il pense aux moyens et aux artifices qui lui rendront sa liberté perdue, qui le débarrasseront de ses obligations militaires et le feront retourner aussi vite que possible à ses anciennes occupations. S'il n réussit pas, il cherche alors, au moins le plus souvent qu'il peut, en prétextant une indisposition ou une maladie, à se soustraire au service, à l'exercice et aux prises d'armes.

En temps de paix, ce subterfuge est seulement préjudiciable aux camarades qui ont alors à supporter à la place du simulateur les fatigues du service. Mais en campagne la chose est plus dangereuse. C'est là que, par la soustraction d'un grand nombre de jeunes gens qui ne seraient pas inutiles, des intérêts précieux peuvent être lésés.

Ce grand contingent de simulateurs reconnaît encore comme cause le maudit égoïsme. L'ouvrier laborieux, l'employé bien placé, le cultivateur à son début, le fiancé plein d'espoir, enfin tous les individus qui rentrent dans cette catégorie, mettent évidemment tout en jeu pour se soustraire au service militaire.

Ce sont ceux là précisément qui n'auront jamais fini d'alléguer des infirmités et des maladies.

Ils devront donc être, de la part du médecin militaire, l'objet d'un examen sévère, lorsqu'ils viendront devant lui exhaler des plaintes au sujet de leurs douleurs ou de leurs infirmités.

Le médecin militaire qui veut avant tout remplir ses

obligations avec précision et impartialité, qui tient à sa réputation scientifique, qui ne veut faire tort à personne, qui ne veut point prêter assistance à un imposteur, et d'un autre côté ne point déclarer un innocent coupable, doit avoir une connaissance profonde de la façon dont on peut présenter avec artifice, ou simuler les maladies ou infirmités. Il doit surtout connaître les moyens qui font découvrir la vérité et démasquer le mensonge.

Ces connaissances, il les prend dans sa science, et dans l'expérience qu'il a acquise au service.

La science moderne nous a heureusement dotés de ressources nombreuses qui sont destinées à nous éclairer sur l'existence d'une maladie. L'ophthalmoscope, le rhinoscope, l'otoscope, le laryngoscope, l'endoscope, le sthétoscope, la chimie et le microscope, nous trompent moins que les déclarations de celui qui est l'objet d'un examen particulier.

Et l'on peut dire d'une façon générale, comme le disait le professeur Blumenstock dans sa fine critique du Traité de Médecine légale du professeur Hoffman (*Journal de Vienne*, 1878, n° 4), que l'importance médico-légale de la simulation a beaucoup diminué en présence des moyens si perfectionnés d'exploration.

Il en est ainsi généralement; mais pour l'acte important et si intéressé |du paiement de l'impôt du sang, auquel la partie tributaire cherche par tous les moyens à se soustraire, il n'en est plus ainsi! Dans ce cas, la méthode d'exploration la plus parfaite, et le diagnostic le plus sûr, seuls, ne sont pas suffisants.

Les miroirs et les bistouris, le microscope même et le sphygmographe aussi bien que les réactifs chimiques, peuvent nous laisser dans l'embarras, ou nous opposer les plus grandes difficultés parce que les simulateurs, au fur et à mesure que les moyens d'exploration se perfectionnent, s'ingénient et utilisent à leur profit les progrès scientifiques. Aussi l'expérience et la prudence doivent être nos guides, et le médecin, comme dit Cicéron, ne doit marcher qu'avec sagesse et prudence.

Appuyé sur la science et sur l'expérience, cette grande maîtresse, guidé par la connaissance de l'esprit humain, profitant de tout ce dont est capable la perspicacité, il peut, dans la majorité des cas, arriver à un jugement certain.

Il faut en outre de l'énergie, et surtout un caractère tenace et inflexible. La force de volonté rend l'homme capable des travaux les plus pénibles pour atteindre un but auquel il arrive toujours. Elle sert davantage qu'un brillant talent qui laisse souvent après lui bien des illusions. C'est pourquoi l'on peut regarder la force de volonté comme la force centrale propre du caractère humain; en un mot, elle représente l'homme lui-même.

Le médecin militaire armé d'énergie sera rarement le jouet du mensonge ou de l'erreur, tandis que le médecin hésitant, sans énergie, qui dédaigne ou ignore de plus l'étude de la simulation, sera embarrassé et égaré par les tableaux de maladies qui seront dressés devant lui par ceux qui veulent se dérober au service militaire.

Les conscrits exagèrent tout; dans ce sens ils peuvent être regardés comme simulateurs. Il n'y en a point qui n'ait à alléguer ou un vice de conformation, ou une infirmité; il n'y en a point non plus qui endossent avec plaisir l'habit militaire.

Telle est l'habitude chez les guerriers des temps actuels, telle elle était aussi chez ceux des temps les plus reculés !

Il paraît que le sage Ulysse avait simulé une maladie pour éviter le service militaire, et que la simulation et la mutilation volontaire chez les anciens Grecs avaient tant pris d'accroissement, qu'on punissait de mort ceux qui s'en rendaient coupables. Le législateur Chorontès à Catane, abolit, il est vrai, cette peine ; mais il prescrivit que ceux qui se soustrairaient, sous prétexte de maladie, au service militaire, seraient exposés pendant trois jours sur une place publique, habillés en femme, aux insultes du peuple.

Il faut encore rappeler ici qu'au moment des Hellènes, presqu'au temps de Périclès, tout citoyen devait faire non seulement du service militaire de 20 à 40 ans, mais encore s'occuper soi-même de son entretien particulier.

De nos jours, on menace les simulateurs de toutes espèces de peines, de traitements sévères, d'un plus long service militaire et même de l'envoi dans les compagnies de discipline. Les lois militaires prussiennes paraissent quant à la peine, non seulement plus sévères, mais plus pratiques encore que celles des autres armées. En Prusse, non seulement la mutilation, mais encore l'emploi de moyens destinés à tromper sont sévèrement punis. Ainsi est conçu l'article 83 du code de justice militaire :

« Quiconque, dans le but de se soustraire complètement ou en partie au service militaire, aura fait usage d'un moyen d'une nature frauduleuse, sera puni d'un emprisonnement qui pourra aller jusqu'à 5 ans, en même temps qu'il peut être décidé qu'il passera dans la 2ᵉ classe de l'état militaire. La même peine est appliquée à celui qui participe à cette fraude ».

L'article 142 est conçu dans les termes suivants : « S'il existe des preuves certaines, que, pour se soustraire au service militaire, on essaie de prétexter ou de feindre des maladies, il y a lieu d'appliquer éventuellement la peine contre la simulation. »

En France, d'après, les articles 41 et 42 de la loi du 1er février 1868 et 62 et 64 de celle du 27 juillet 1872, les jeunes gens prévenus de s'être rendus impropres au service militaire, soit temporairement, soit d'une manière permanente, sont déférés aux tribunaux, et s'ils sont reconnus coupables, ils seront punis d'un emprisonnement d'un mois à un an.

Sont également déférés aux tribunaux et punis de la même peine les jeunes gens qui, dans l'intervalle de la clôture de la liste cantonale à leur mise en activité, se sont rendus coupables du même délit. A l'expiration de leur peine, les uns et les autres sont mis à la disposition du ministre de la guerre, pour tout le temps du service militaire qu'ils doivent à l'État, et peuvent être envoyés dans une compagnie de discipline.

La peine portée au présent article est prononcée contre les complices. Si les complices sont des médecins ou chirurgiens, officiers de santé ou pharmaciens, la durée de l'emprisonnement est de 2 mois à 2 ans et l'amende de 200 à 1,000 francs, qui pourra être prononcée et sans préjudice de peines plus graves dans le cas prévu par le Code pénal. Article 42 : Ne compte pas pour les années de service le temps passé dans l'état de détention en vertu d'un jugement.

D'après les articles 309 et 314 du Code pénal : tout individu qui volontairement a fait des blessures ou porté des coups doit être puni de la réclusion, s'il est résulté de ces sortes de violences une maladie ou incapacité de travail personnel pendant plus de 20 jours. Art. 309. Lorsque les blessures ou les coups n'auront occasionné aucune maladie ou aucune incapacité de travail personnel de l'espèce mentionnée à l'article 309, le coupable sera puni d'un emprisonnement de 6 jours à 2 ans et d'une amende de 16 francs à 200 francs ou de l'une des deux peines seulement.

Le fait de s'être rendu impropre au service militaire peut être déféré aux tribunaux par le conseil de révision, ou poursuivi en police correctionnelle sur la plainte des autres conscrits.

Le jeune homme qui, par suite d'une mutilation, se serait fait exempter du service militaire, pourrait encore être condamné ainsi que ses complices, par le tribunal civil, à des dommages et intérêts vis-à-vis de celui qui a dû partir à sa place.

Il n'existe pas de peine contre le soldat qui simule une maladie après son incorporation.

A ce propos, il y a une lacune dans le Code de justice militaire. Cependant quand la simulation est démontrée, le soldat, outre des peines disciplinaires, peut être traduit devant un conseil de discipline qui peut décider son envoi aux bataillons d'Afrique. (*Note du traducteur.*)

L'Autriche n'a point fixé dans le Code pénal, d'une façon précise, de peines contre la simulation. Cependant elle est considérée comme une fraude et réprimée comme telle. Contre la mutilation volontaire, le Code de justice militaire (§§ 293 et 298 et la circulaire du 13 mai 1873, n° 3380) contient des dispositions explicites.

Les termes du paragraphe sont les suivants : « § 293. (*Mutilation volontaire.*) Celui, qui, après avoir prêté le serment devant le Code de justice militaire, essaie en mutilant son corps ou en produisant une maladie qu'il a préméditée, de se rendre impropre au service et par conséquent d'obtenir son exonération, se rend coupable du délit de mutilation volontaire.

« § 294. Si la mutilation volontaire préméditée, chez un homme en état de porter les armes, a été faite de façon qu'après l'examen médical le plus rigoureux l'accusé est déclaré incapable de tout service dans son régiment, il est condamné à une peine de 5 à 10 ans de prison. »

L'on voit par ce paragraphe que la loi autrichienne ne

laisse rien à désirer, et dépasse même en sévérité la loi prussienne. Cependant le paragraphe 677 de l'article 7 laisse une porte ouverte à la clémence des juges. Ce paragraphe est ainsi conçu :

« § 677. *Mutilation volontaire.—Peine.*—La mutilation volontaire, comme toute blessure préméditée pour se dérober au service militaire, peut être punie comme délit, suivant la nature du fait et les circonstances, *d'arrêts forcés allant de 15 jours à 3 mois.* »

Cette peine s'applique évidemment à ceux qui n'ont pas encore prêté serment devant le Code de justice militaire. Il est alors de toute utilité d'examiner ceux qui sont tenus en suspicion aussitôt que possible, et de les poursuivre.

Mais en général on laisse passer le moment favorable, et l'on reporte l'examen à un instant plus propice. Qui peut encore après une série de mois passés, démontrer jusqu'à l'évidence la culpabilité d'un individu qui s'est mutilé ! Les bases de l'accusation, qui existent d'une façon évidente pour le médecin expert, lors du conseil de révision, disparaissent complètement avec le temps, et alors l'expertise médico-légale ne donne en général, dans la suite, qu'un résultat négatif.

Il en serait bien autrement de cette fantaisie de simuler ou de prétexter des maladies, si la justice usait immédiatement de ses pouvoirs, et si l'audition des témoins et les poursuites correctionnelles suivaient de près le délit. Mais il faudrait alors une autre condition, se montrer aussi sévère pour ceux qui ont donné des conseils que pour les simulateurs et les mutilés surtout.

C'est à cet endroit que le tribunal devrait user d'une

sévérité exemplaire. Mais la mollesse, la bienveillance, l'indulgence encouragent les conscrits, si rebelles quand il s'agit du métier militaire, et sont cause que dans plusieurs provinces la simulation et la mutilation volontaire règnent d'une façon épidémique, et précipitent dans l'abîme bon nombre de jeunes gens.

J'ai déjà révisé des contrées, où les conscrits présentaient les uns, un nombre considérable de chutes du rectum, les autres, des doigts ou des orteils coupés. Ces infirmités alternaient comme la mode.

Dans une contrée montagneuse du royaume Lombardo-Vénitien, j'ai rencontré beaucoup de contractures ou d'éléphantiasis des doigts et des phalanges de la main droite. Des recherches, faites pendant un temps très long, mirent enfin en lumière que les conscrits faisaient usage de la prèle (*equisetum arvense*), appelée aussi herbe astringente, qu'ils s'introduisaient entre les doigts ou les phalanges. Le frottement journalier déterminait une inflammation douloureuse, et l'application d'un bandage solide, un gonflement considérable. Des recherches ultérieures me démontrèrent aussi que les coupables faisaient disparaître ce gonflement après avoir obtenu une exemption complète du service militaire.

Si l'on doit exiger de la part des autorités militaires de la sévérité, l'on doit demander aussi au médecin militaire un jugement bienveillant, doux et plein d'humanité. Il fut un temps, où l'on voyait dans tout soldat qui se plaignait, un simulateur. Il y eut des médecins qui pensaient qu'il était de leur devoir de martyriser, par tous les moyens et instruments douloureux et répugnants, les conscrits qui ne présentaient pas de symptômes pathologiques visibles. Sinapismes, vésicatoires, caustiques, scarifications et frictions nombreuses avec de l'alcool camphré sur la peau dénudée, défense de parler, extension exagérée, chloroformisation inutile, moxas, cautères, des douches froides et des tortures de même genre, sont indignes de la mission humanitaire du médecin !

Ces méthodes et cette manière de voir sont condamnées par l'esprit de l'époque, et nuisent non seulement au soldat maltraité, mais au médecin militaire.

Des tortures inutiles exciteront l'imposteur endurci à simuler réellement; il supportera les vexations avec un courage incroyable et sera proclamé martyr s'il arrive qu'il soit exempté, tandis que le médecin sera accusé de dureté et de cruauté.

Dans ma mémoire est gravé d'une façon ineffaçable le cas suivant que j'ai observé il y a quelques années. Un colonel, en visitant avec son médecin-major un hôpital militaire, se fit montrer les malades de son régiment qui y étaient traités. Dans leur ronde, ils passèrent devant une chambre fermée à clef. «Pourquoi cette chambre est-elle fermée? demanda le colonel. — Là se trouve enfermé, lui répondit le médecin, un simulateur, qui, en dépit de tous les moyens employés depuis un temps assez long, ne veut point capituler. Il me met au désespoir par ses plaintes non fondées; mais j'espère que bientôt il deviendra plus souple. — Ouvrez ! « ordonna le colonel. Au moment où la porte, dont on était allé chercher la clef, fut ouverte, un jeune soldat désolé, se traîna en boîtant au devant du colonel, se jeta à ses genoux d'une façon non militaire, il est vrai, mais poignante, et le supplia d'un ton où la

douleur faisait disparaître les doutes même les plus profonds, de le délivrer du supplice effroyable auquel il était
soumis.

Depuis dix jours on le tenait en cellule; sa nourriture
journalière consistait en quelques prunes et en une soupe
brûlée; il était obligé de coucher sur la planche, et on lui
infligeait les traitements les plus répugnants et les plus
douloureux.

Le colonel ordonna de placer cet homme parmi les
autres malades, et fit poursuivre le médecin pour mauvais traitements envers ses malades, et pour atteinte portée à la liberté individuelle.

Le résultat des poursuites fut à la vérité favorable au
médecin, mais il eut néanmoins une punition qu'il avait
bien méritée.Le soldat, torturé parce qu'il avait été soupçonné de simulation, fut bientôt examiné et renvoyé en
congé comme invalide. Quelque temps après, cet homme,
qui était devenu incapable de tout travail, s'adressa aux
plus hautes autorités. Il se plaignit en termes durs et
touchants des mauvais traitements qu'il avait subis à
l'hôpital, et fit retomber son impotence et son incapacité
sur le médecin militaire, qui fut contraint alors, pour
échapper aux nouvelles poursuites d'un conseil de guerre,
de se faire mettre par anticipation en retraite. La maladie pour laquelle le soldat martyrisé avait été libéré, était
une *coxalgie*.

Je cite cet exemple entre tous les autres, pour montrer
combien il est nécessaire d'examiner et de traiter chaque
malade avec prudence, précaution, discrétion, justice et
impartialité, lors même qu'il existerait contre lui des
soupçons.

Le médecin militaire énergique, d'un esprit cultivé et humain, demandera des conseils, et agira avec circonspection et réflexion ; il s'abstiendra toujours des moyens et des procédés intimidants, effrayants, violents et surtout douloureux.

Même pour démasquer la ruse, il faut être sobre de terreur et de surprise. Un conscrit de constitution débile, qu'on menaçait d'une grande opération chirurgicale, pour une incontinence d'urine prétendue, fut pris, devant le médecin en chef et devant moi, de palpitations de cœur inquiétantes, de mouvements choréiques dans les membres supérieurs et de tremblements qui ne cessèrent qu'après un traitement long et minutieux.

Les douches froides, l'électricité, les sinapismes, les ventouses, les camisoles de force, les boissons enivrantes, l'isolement prolongé, des bandages compressifs sur les yeux ,etc., etc., ne doivent jamais être employés autrement que d'après des indications scientifiques rigoureuses. Le sommeil narcotique et l'anesthésie ne doivent être aussi mis en usage pour démasquer un simulateur, que lorsqu'il y aura une nécessité pressante.

Personne n'a le droit de faire courir des dangers à la santé et à la vie de son prochain pour démontrer la vérité de son opinion ; et comme la narcose produite au moyen du chloroforme a donné déjà plusieurs cas de mort, l'on ne peut pas à la légère manier cet instrument à deux tranchants. D'un autre côté, l'on aurait peut-être à se louer de mettre en usage chez les simulateurs l'hypnotisme ou le braidisme. Cette méthode d'anesthésie, qu'on a condamnée souvent aussi, est la suivante :

On place l'individu qui est plongé dans le sommeil,

dans une chaise à porteurs ou dans son lit, mais toujours le visage éloigné de la lumière. On le laisse ensuite regarder fixement, à une distance d'environ dix centimètres, et à la hauteur de la racine du nez, un petit objet brillant, tel qu'une bague ou un clou poli, une aiguille, une pièce d'or ou d'argent, de façon que ses yeux prennent un léger strabisme convergent.

Dans l'espace de 3 à 5 minutes doivent se produire les phénomènes de l'hypnotisme.

Les pupilles sont dilatées, les paupières supérieures s'affaissent, le visage rougit, une légère sueur recouvre le front; le pouls devient plus rapide, et la respiration plus fréquente, jusqu'à ce que le sujet soumis à l'examen tombe dans un sommeil profond.

Dans cet état qui dure quelquefois des heures, le médecin peut se livrer chez le patient à toutes les recherches, sans rencontrer aucun obstacle résultant de sa force de volonté.

Pour rappeler le sujet examiné à la connaissance, il suffit de le secouer vigoureusement ou de lui jeter de l'eau au visage.

C'est ainsi que décrivent Velpeau et Broca le procédé de l'hypnotisme, dont se loua beaucoup, aussi en 1873 le célèbre professeur de physiologie Joh. Czernach. Tomellini répète ce même éloge dans son livre : *Sur les maladies les plus fréquemment simulées.*

Certainement, ce procédé est plus exempt de dangers que la narcose dans laquelle on emploie des agents certes plus préjudiciables à la vie.

Mais malheureusement l'on sera souvent embarrassé, parce qu'il s'agit dans cette façon de procéder, de détourner de toutes les impressions du monde extérieur l'attention de celui sur lequel on doit opérer; chose qui n'est pas facile devant l'attitude maligne du simulateur.

Bien souvent nous avons observé un phénomène tout à fait opposé, de l'excitation et un état ne ressemblant en rien au sommeil. Quelquefois même cet état n'était pas aussi significatif que celui obtenu par les derviches qui, au moyen d'un regard fixe plus long et plus soutenu, et un bâillement prolongé davantage, réussissent à faire tomber dans le ravissement et l'extase.

Quelle conduite doit tenir alors le médecin militaire vis-à-vis d'un homme chez lequel on soupçonne la simulation? Avant tout, il doit lui opposer la patience, la prudence, la ruse et l'attention la plus grande. Ensuite il doit s'efforcer de faire concorder tous les symptômes de la maladie prétextée et tous les signes avec leurs rapports de causalité, et surtout entrer dans les plus petits détails. Les anamnestiques, aussi plaisants et aussi embellis qu'ils soient, doivent par conséquent être étudiés avec soin.

Une maladie devant entraîner l'exemption, et qui a pris naissance un peu avant la conscription, ou après la conscription, porte le cachet du mensonge. Des symptômes saillants, des infirmités apparentes qui sont accusées par le patient en termes faciles et techniques, éveillent la pensée de la simulation, et doivent être l'objet de recherches et d'examens précis. Enfin l'on doit prendre comme principe d'examiner minutieusement les individus suspects, et de les retourner en tous sens. Aussi souvent l'on trouve dans des pièces du vêtement ou autre objet, ou sur les parties du corps, des preuves qui font affirmer immédiatement la fraude.

Nous connaissons le fait d'un conscrit qui fut envoyé à l'hôpital pour une conjonctivite très apparente, et ayant résisté à tous les moyens thérapeutiques employés. Cet homme fut sévèrement surveillé, et on lui enleva toute possibilité d'augmenter son mal. Malgré cela il n'y eut point d'amélioration. Mais un jour, après un examen complet, l'on trouva entre ses orteils de l'emplâtre cantharidien, qu'il s'introduisait sous les couvertures entre les paupières.

Après la disparition du « corpus delicti », la conjonctivite guérit radicalement. Dans l'observation et l'examen des simulateurs, il faut des yeux et de l'intelligence. Là où des médecins irréfléchis ne voient rien, d'autres pleins d'une observation intelligente, sauront scruter les symptômes qui s'offriront à eux, feront des différences, établiront des comparaisons, et saisiront ce qui peut leur être utile. Une personne étourdie « va (comme dit le proverbe slave) au milieu de la forêt, et ne voit pas de bois ».

En utilisant ces conseils généraux, il faut pouvoir, pour la défense de la vérité et le bien du service, arriver à déjouer toute simulation.

Dans les chapitres suivants, nous nous occuperons des maladies internes simulées, à l'exception de celles des organes des sens. Celles-là sont en effet des *morbi ficti, simulati, studio acquisiti* proprement dites, tandis que les *morbi arte excitati* rentrent plus dans le cadre des maladies externes.

CHAPITRE II

Lorsqu'il faudra répondre à la question contenue dans le paragraphe 2 de l'instruction relative à l'examen médical des conscrits : « de savoir si un conscrit est atteint d'une infirmité, et de quelle infirmité il est atteint? » le médecin militaire sera généralement appelé à se prononcer sur des affections qui auront déjà disparu totalement, ou en partie seulement. Aussi quand un conscrit viendra s'embrouiller devant lui dans des phrases banales, qu'il conçoive des soupçons, et se défie !

Le soupçon est, il est vrai, le poison de la vie ; mais quand le prétendu malade présente des symptômes trop nombreux, et pour la plupart subjectifs, le médecin militaire doit alors pressentir un but malhonnête, et le soupçon est véritablement bien justifié.

Celui qui est véritablement atteint d'une infirmité, sait en peu de paroles appeler l'attention du médecin sur son mal. Il se confie entièrement aux connaissances du médecin, à l'impartialité des membres de la commission, et il fait le moins de bruit possible avec sa maladie et autour de sa maladie.

Le simulateur, au contraire parle beaucoup, est toujours armé de témoignages et de documents qui exposent ses infirmités passées ou encore présentes. Il porte des bandages, des bas lacés, des lunettes, des vésicatoires, suspensoirs, etc. ; il fait parade de cicatrices anciennes, presque imperceptibles, qui doivent gêner sa marche, son travail et même sa respiration. Ses yeux, qu'il a fait rougir artificiellement, sont cause qu'il ne voit pas. Une petite plaie à l'oreille explique les difficultés excessives qu'il a d'entendre ; une dent cariée sera présentée comme une carie dentaire complète ; ses battements de cœur seront une preuve irrécusable d'une affection organique de cet organe ; enfin, par des propos extravagants et dénués de raison, il ira peut-être jusqu'à prétexter une faiblesse d'esprit ou de l'aliénation mentale.

A ces individus, il faut opposer autant de perspicacité et d'habileté que de patience.

Par un examen approfondi, par des questions diverses portant sur le siège, la durée, la marche et le traitement des maladies alléguées, le médecin militaire expérimenté arrivera vite à mettre le simulateur en contradiction, et surtout à le convaincre de la frivolité de ses plaintes et de la fausseté de la maladie qu'il invoque.

Ce sera surtout le cas, lorsqu'il sera question de maladies générales communes et mal déterminées, telles que faiblesse, manque de forces et débilité de constitution trop grande,

Une expérience de longues années nous a appris que la faiblesse, la paralysie, les douleurs vagues, les convulsions et surtout les symptômes de pathologie nerveuse, sont les affections les plus souvent alléguées devant les conseils de révision, tandis que, dans les hôpitaux, les maladies du sang en général, les fièvres et les maladies du foie, de l'intestin; sont surtout simulées. En général, les conscrits sont exemptés pour faiblesse de constitution, parce que, d'après l'instruction sur l'examen médical des conscrits, l'aptitude pour le service est diminuée, au moins momentanément.

Il faut bien avouer que notre jeunesse en grande partie pèche par la constitution, et que cette infirmité est un titre d'exemption pour la plupart des conscrits.

Pour « faiblesse de constitution » sur 1,000 conscrits, il a été ajourné :

>   En 1869.......   205 hommes.
>   — 1870.......   278   —
>   — 1871.......   281   —
>   — 1872.......   308   —
>   — 1873.......   367   —
>   — 1874.......   409   —

De ces chiffres nous conclurons que le nombre des hommes débiles va toujours croissant. Ces tristes résultats sont sans doute propres à encourager le plus grand nombre des conscrits à se plaindre de leur faiblesse, et même à essayer de la provoquer par des manœuvres illicites. Ces dernières manœuvres sont très anciennes et étaient même connues des Romains.

L'empereur Trajan condamna, dit-on, un père à la déportation, parce qu'il avait affaibli, et fait maigrir son fils par des moyens coupables pour le soustraire au service militaire. Maintenant on ne demande plus raison aux pères, et on ne les punit pas s'ils ne sont pas surpris en flagrant délit. Il ne faut pas non plus accorder aux fils une confiance aveugle, car leurs plaintes sont bien souvent dénuées de tout fondement.

La faiblesse, comme maladie générale, est l'expression soit : 1° d'un *arrêt de développement*; 2° soit d'une *maladie cachectique*; 3° soit d'une *atrophie générale*.

Les individus faiblement développés sont ceux qui ont recours à un amaigrissement habituellement provoqué. Il y a bien d'honnêtes jeunes gens que la nature a faits maigres et sans forces. Mais leur maigreur est uniforme; le cou n'est pas seulement long, et la cage thoracique n'est pas rétrécie d'une façon bizarre dans le tiers supérieur. Malgré leur squelette faible et débile, ces individus présentent néanmoins un corps avec de l'harmonie dans les formes. Il leur manque ce facies jaunâtre d'un véritable malade ; et l'examen physique ne fait découvrir aucun désordre dans les principales fonctions. Leur santé et leur constitution ne peuvent supporter pour l'instant les exigences du service militaire. On ajourne ces jeunes gens à un an.

Au sein de leur famille, avec une bonne nourriture, un travail modéré et du repos, ils se fortifieront et l'année suivante ils seront reconnus propres au service, à moins que, de peur de paraître trop valides, ils n'aient poussé plus loin encore l'amaigrissement par des moyens artificiels. En se plaçant à un point de vue purement scientifique, il est presque impossible d'établir avec certitude

le diagnostic entre une faiblesse et une maigreur natu-
relles, et une faiblesse et une maigreur provoquées.

C'est seulement en constatant l'absence d'une affection
organique, et un manque de localisation précise de la
maladie prétextée, que l'on peut dans des cas analogues
poser une conclusion négative.

Jusqu'à présent nous ne possédons aucune mesure
exacte des différentes parties du corps à l'état normal; et
peut-être jamais nous ne pourrons arriver à des données
certaines sur les variations du volume du corps après la
privation de nourriture, comme après les différents
troubles de la nutrition.

L'on a pris cependant dans ce but diverses dispositions
qui doivent servir comme points de repère.

Pour juger de la constitution d'un individu, il faut surtout considérer sa taille, son périmètre thoracique et son
poids.

Comme mesure minima de la taille chez un soldat
valide, on a pris en Autriche-Hongrie, 1^m553. Après la
France et la Hollande, l'armée Autrichienne se contente
de la plus petite taille. L'Italie a adopté 1^m56, l'Angle-
terrrre 1^m60 et l'Allemagne 1^m621.

L'on pense dans la vie commune que la force et l'énergie d'un homme ne sont pas liées à sa taille, et que des
hommes petits sont plus forts et plus énergiques que des
hommes grands. Il ne faudrait pas cependant nier qu'un
homme d'une taille moyenne, sans être très fort, oppo-
sera plus de résistance et supportera mieux des travaux corporels qu'un homme fort mais petit; et, d'un
autre côté, il est démontré que les hommes grands ont

une prédisposition marquée pour les maladies de poitrine.

La mesure la plus importante de la force corporelle et de la validité pour le service d'un conscrit est, sans contredit, le *périmètre thoracique.*

Il détermine surtout les limites de l'aptitude au service militaire, et c'est pour ce motif que dans la plupart des armées une loi en prescrit la mesure. D'après nos règlements, la mesure minima du périmètre thoracique est de 769 millim.

L'instruction du 27 février 1877 sur les maladies et infirmités qui rendent impropre au service militaire français, s'exprime en ces termes au sujet du périmètre thoracique comme élément d'appréciation de l'aptitude physique au service militaire : « La mensuration de la circonférence de la poitrine ne peut être considérée comme un élément absolu d'appréciation de l'aptitude au service militaire, le périmètre thoracique variant avec la race, l'âge et la taille, les habitudes et la profession des individus. Toutefois, on peut en tenir compte dans de certaines limites, lorsque le périmètre thoracique est au-dessous de $0^m 78$, la mensuration faite immédiatement au-dessous des muscles pectoraux, pendant l'intervalle de deux respirations normales, les bras tombants. »

En Angleterre, les rapports d'âge, de taille, et de circonférence thoracique sont prévus pour chaque arme. En Allemagne, depuis 1875, en Russie, depuis 1870, l'évaluation du périmètre thoracique comparé à la taille est entrée d'une façon réglementaire dans l'examen des jeunes soldats. (*Note du traducteur.*)

Ces mesures offrent les renseignements les plus importants aussi bien aux médecins qu'aux profanes, lorsqu'il s'agit de juger un conscrit au point de vue de son aptitude pour le service. Malheureusement le scepticisme est venu se grouper autour de ce point de repère, et de nouvelles recherches faites dans ces derniers temps, ont déçu les espérances appuyées sur ce critérium. Le professeur M. Ch. Toldt refuse, dans une étude « *sur l'anatomie de la région thoracique avec considérations sur les mesures de cette même région* » toute valeur à la connaissance du périmètre thoracique pour statuer sur l'aptitude au service militaire. Au paragraphe 106 de son livre, il exprime le désir de voir la mesure du périmètre thoracique entièrement proscrite dans les conseils de révision, parce qu'il n'existe pas un rapport exact entre le périmètre thoracique et la cavité de la cage thoracique ou le poumon, ensuite parce que l'on ne peut rien fournir de positif sur ses relations avec la somme des forces de l'individu mesuré, et parce que pour ces mensurations, il faut une grande expérience et des données plus certaines que celles qui nous sont offertes aux conseils de révision ou à la commission de réforme.

Trois mille hommes, parfaitement développés et constitués, furent récemment mesurés par le docteur Krug (*Feld Artz* n° 17., 1876), qui a obtenu les dimensions moyennes suivantes : Taille, 1^{m}6627. Largeur des épaules, 42 centim. 78. Périmètre thoracique dans l'expiration, 82 centim. 29, et dans l'inspiration, 90 centim. 75. De robustes gymnastes levaient de 95 à 155 kilos à une hauteur de 6 m. 60 environ, et avec leurs deux mains, 165 kilos.

Cette mensuration n'a encore qu'une importance limitée, parce que cette force de soulever dépend complètement de la bonne volonté du sujet. Bien que la vanité humaine pousse tout individu à faire ostentation de ses forces physiques, et le simulateur à oublier même son but, on ne peut lui accorder une entière confiance.

Une donnée importante pour l'appréciation de la force corporelle nous est fournie aussi par le poids du corps. Un homme de moins de vingt ans ne doit pas peser moins de 57 kilos et chaque 3 centimètres au-dessus de 1^{m}60 de taille doit correspondre à un kilogramme en poids de plus.

Là encore les limites certaines du poids normal du corps ne sont pas bien fixées, et les discussions sur ce point ne sont pas tranchées.

D'après Vallin : 1° un individu, quelle que soit sa taille, est impropre à tout service militaire s'il ne pèse pas 50 kilos; 2° tout homme ayant une taille plus que moyenne, 1^{m}60 à 1^{m}70, doit peser au moins 60 kilos; 3° ceux de 1^{m}70 à 1^{m}80 doivent atteindre le poids de 70 kilos.

Un médecin de l'armée wurtembergeoise, Fetzer, a étudié aussi le poids des conscrits dans ses rapports avec l'aptitude physique. Il juge la pesée des recrues indispensable, et considère le poids de 60 kilos, quelle que soit la taille, comme la limite inférieure de l'aptitude pour le service militaire.

La France, nous regrettons d'être obligé de faire cet aveu, est peut-être le seul pays où l'on ne pèse pas les conscrits. Ainsi en Angleterre, on refuse pour le service militaire ceux qui à dix-huit ans ne pèsent pas 52 kilos, en Amérique, ceux qui n'atteigent pas 54 kilos, et en Allemagne 55 à 60 kilos. (*Note du traducteur.*)

Pour le diagnostic différentiel, nous devons mentionner que plusieurs maladies du sang au commencement de leur développement, et avant même leurs manifestations physiques, sont facilement reconnaissables à un amaigrissement particulier de certaines parties du corps. Ainsi dans le diabète, tout le corps maigrit d'une façon surprenante et la faiblesse musculaire débute plus tôt encore que les symptômes caractéristiques de la maladie.

Dans la tuberculose pulmonaire, l'amaigrissement du corps est le premier observé; ensuite la région claviculaire et les bras perdent beaucoup aussi de leur grosseur, tandis que dans la tuberculose intestinale et dans les maladies de la moelle, cet amaigrissement débute surtout par les extrémités inférieures. Un collapsus produit par la faim, peut être souvent diagnostiqué après une observation délicate de l'estomac à l'état de vacuité et de contraction, et, somme toute, il ne faut pas rejeter le symptôme empirique de mauvaise odeur stomacale lorsqu'il se présente.

La faiblesse générale et la disparition des forces sont produites artificiellement par la faim, par des purgatifs puissants, des vomitifs et l'emploi habituel de poisons métalliques. Parmi ces derniers, il n'est pas rare de voir mettre en usage l'arsenic, le plomb, l'iode et le mercure.

Dans notre empire, il y a plusieurs races chez lesquelles l'amour pour le métier militaire n'est pas rangé au nombre des grandes vertus.

Ces races se font remarquer par leur frugalité et par le nombre excessif de jours de jeûne prescrits, et qu'ils s'imposent habituellement à l'époque accoutumée de la conscription. A ces races appartiennent les anciens croyants, Rumènes et Ruthènes et les Israélites. Pendant le temps de jeûne qui dure quarante jours, les premiers ne prennent aucun aliment gras, et les chrétiens de l'Église grecque regardent le jeûne comme le moyen le plus parfait pour mériter une place au ciel.

Chez les Israélites, pendant la Pâque, la nourriture est très simple et composée de beaucoup d'aliments peu nutritifs, le pain levé excepté.

Les conscrits de cette province se préparent alors au conseil de révision par le jeûne, s'abstiennent en outre des aliments même permis, et présentent le plus souvent, lorsque le moment est venu, un corps si faible et si amaigri qu'ils semblent à la commission des squelettes dénudés et repoussants.

L'on emploie fréquemment encore des moyens populaires qui ont la réputation de produire un facies pâle et maladif, tels que des herbes et une grande quantité de vinaigre, l'introduction d'ail dans l'anus, l'abus d'un tabac très fort, etc.

Ces victimes aveugles de la lâcheté sont évidemment ajournées, mais elles sont déjà suffisamment punies en voyant leur santé atteinte grossièrement pour plusieurs années.

Le médecin militaire expérimenté distinguera bien l'amaigrissement provoqué d'après les symptômes qu'on accusera ; mais, par pitié pour le pauvre pécheur qu'on ne peut condamner sans lui, il se gardera de prononcer son jugement. Si de puissants médicaments purgatifs avaient été surtout mis en usage, il reconnaîtra que ces malades, malgré l'absence d'une dyscrasie manifeste, malgré leur constitution jeune, paraissent très pâles, présentent une physionomie souffrante et très altérée, que l'abdomen est sensible au moindre attouchement, et que le pouls est faible et souvent inégal. Dans ce cas, les jeunes gens suspects devront être envoyés en observation à l'hôpital. Quelquefois, en explorant minutieusement tous les vêtements du simulateur, l'on découvre « le corps du délit » sous la forme de feuilles de séné, de jalap, de racine d'ipécacuanha, de pilules de Morison, etc., etc. L'éloignement de toutes ces substances fait disparaître en même temps et la maladie et les causes de la maladie.

Des empoisonnements par l'arsenic, dans le but d'amener une diminution progressive des forces corporelles, se présentent très rarement. L'on a cependant observé déjà des exemples où ces dangereux moyens avaient été employés pour obtenir une exemption du service militaire.

Dans le cas d'empoisonnement par l'acide arsénieux, et dans le cas où l'empoisonné survivrait à l'action toxique du poison, l'on observerait avec de la diarrhée une diminution sensible des forces, de l'amaigrissement, un aspect cachectique, des paralysies partielles et surtout un état de langueur chronique.

L'acide arsénieux, comme l'iode, amène vite la disparition du tissu cellulaire et graisseux ; cette faiblesse provoquée si rapidement et cette dépression générale sont très caractéristiques.

D'autre part, un usage fréquent et prolongé de l'arsenic peut produire une augmentation de l'embonpoint, ainsi qu'on l'observe chez les arsenicophages, et principalement en Styrie.

Le plomb n'est employé généralement, dans le but de déterminer une atrophie générale, que par ceux qui, grâce à leurs travaux ou leur profession antérieurs, ont appris à connaître l'action de ce métal ou de ses préparations, tels que les peintres, les ouvriers en métaux et les broyeurs de couleurs. Ce métal produit une cachexie propre qui se traduit par un amaigrissement extrême et une couleur jaune de la peau qui devient en même temps très sèche. Le plomb attaque principalement le système musculaire ; et la maladie qu'il engendre se trahit surtout alors par la marche chancelante et la profonde excavation des orbites de l'individu qui en est atteint.

Ensuite des coliques violentes, la couleur brune sale des gencives, la sensibilité excessive du sympathique qui est facilement établie par l'exploration galvanique, au moyen de l'extrémité d'électrodes appliqués le long de la carotide, caractérisent l'empoisonnement saturnin et le différencient nettement de l'empoisonnement mercuriel qui est reconnaissable au tremblement particulier des mains. L'empoisonnement par le mercure laisse apercevoir principalement une pâleur extraordinaire, une teinte fauve du visage et le déchaussement des gencives. La couleur caractéristique manque quelquefois cependant, et le diagnostic différentiel sera établi par la salivation plus ou moins marquée que l'on observe souvent, et par cette chute de cheveux anormale chez des jeunes gens que l'on rencontre aussi dans l'empoisonnement mercuriel. Un séjour à l'hôpital, le traitement, les bons soins, une bonne nourriture arrivent à réparer la santé du simulateur, et à déjouer tous ses calculs et tous ses plans.

CHAPITRE III

Le scorbut produit des états analogues à ceux déterminés par un empoisonnement métallique. Ce qui frappe surtout dans le scorbut, c'est la faiblesse générale, l'apparence cachectique et la couleur livide des gencives qui sont gonflées, et spongieuses. Il serait donc très facile de confondre ces deux maladies. Cependant, le regard terne et sans expression du malade, la prédisposition des gencives aux hémorrhagies, les dents déchaussées et vacillantes, l'haleine fétide, les ecchymoses cutanées, les abcès si longs à guérir des membres inférieurs et de la région sacrée, et l'infiltration des muscles du mollet, viennent bientôt éclairer le diagnostic.

On a vu néanmoins des simulateurs chercher à produire sur eux une maladie scorbutique artificielle, en se cautérisant les gencives au moyen d'acides ou de sel de cuisine, de tatouages ou de coloration des membres inférieurs, au moyen de ventouses sèches et au moyen de mauvais traitements corporels.

Un court séjour à l'hôpital, et un simple lavage des gencives triomphent facilement de cette supercherie. Mais si la coloration du visage reste jaune et pâle, si les veines apparaissent toujours, à travers la peau, fines et bleuâtres, si les gencives restent gonflées et saignantes, si la fétidité de l'haleine et l'état général du malade, si l'infiltration œdémateuse ne disparaissent pas, si la température du corps est relativement peu élevée, enfin si les selles ne sont pas changées et ont toujours une odeur cadavérique, il est temps alors d'éloigner le malade de l'atmosphère de l'hôpital pour quelques mois.

La différence entre l'anémie provoquée artificiellement, et l'olighémie réelle ou pauvreté de sang, comme maladies essentielles, est plus difficile à établir. Il est important de prouver en premier lieu d'une façon irréfutable, si un jeune homme faible, présentant une coloration cireuse de la peau et des conjonctives, en même temps que de la pâleur de la face et des gencives, souffre d'un manque de sang passager, ou d'une pauvreté de sang rebelle et appréciable d'une façon certaine en plusieurs points. L'anémie persistante constituée par une composition anormale du sang, ne se traduit pas seulement par un aspect cachectique de l'organisme, par un facies amaigri, de la faiblesse musculaire, du gonflement de la rate, de la prédisposition à l'œdème, et à l'hydropisie, mais encore par une grande irritabilité du cœur et des vaisseaux, par un bruit particulier perceptible dans ces derniers, par des troubles digestifs et des accidents nerveux.

Quelquefois l'anémie est une conséquence d'un accroissement rapide et d'une disposition morbide. Aussi dans ces cas d'anémie, l'on rencontre des conscrits, qui sans qu'il y ait de leur faute, souffrent quelquefois d'une chloro-anémie assez prononcée.

Chez ces malades il existe alors d'autres symptômes ; et on peut les reconnaître à leur taille élancée, à leur tendance aux syncopes, à ce cercle bleuâtre qui entoure leurs yeux.

Le microscope nous donne encore des renseignements assez précieux sur le nombre des corpuscules sanguins, et surtout sur le nombre des globules blancs et rouges. On rencontre en effet dans la constitution normale du sang un globule blanc, et près de trois cents à cinq cents globules rouges. Le professeur H. Quincke trouva, dans l'anémie, le sang diminué dans sa totalité, d'une couleur claire, très fluide et difficilement coagulable.

Au microscope, il vit le nombre des globules rouges, diminué, leur grandeur amoindrie en plusieurs endroits, leur forme ovalaire, oblongue, courbée, quelquefois comme étirée, avec des appendices pointus ; il constata en outre de très petits corpuscules, teints en jaune, semblables à des détritus, et de petites masses en forme de grains tantôt disposées en groupes, tantôt solitaires, indices certains d'une déchéance [organique (*Deutsche zeitschrift fur praktes med.* 1876 n° 345.)

Mais pour l'examen des éléments morphologiques du sang, l'on ne met pas toujours à la disposition des médecins militaires de bons microscopes avec des grossissements suffisants, et des compte-globules irréprochables. Outre le compte-globule de Vierdot, l'on possède encore celui de Malassez, découvert dans ces derniers temps, avec lequel le docteur Wildbutscherovitsch (de Moscou,) a fait des recherches très instructives.

Entre autres choses, ce médecin a prouvé que le mercure détermine une diminution des globules sanguins, et que cette pauvreté du sang augmente avec la quantité de mercure absorbé. Avis aux fanatiques du traitement mercuriel!

Il y a des malades qui, pour des péchés de jeunesse consomment des doses considérables de mercure, et poussent, s'ils ont en outre l'horreur du métier militaire, leur héroïsme d'absorption mercurielle au point de se mettre, par les pertes organiques qu'ils subissent, par les excès auxquels ils se livrent, par les évacuations immodérées et même par des saignées, dans un état extrême de souffrance, d'épuisement et d'anémie.

Aussi l'on a déjà observé des troubles particuliers, sous la dépendance complète de ces états morbides que nous venons de signaler. Dans le cerveau et surtout dans la substance corticale du cerveau, l'on constate, même dans les cas les plus légers, ainsi que nous l'apprend Nothnagel, une anémie considérable.

Les anémiques deviennent facilement somnolents, et chez eux les organes de la vue et de l'ouïe sont atteints en même temps; ou ils éprouvent des bourdonnements d'oreille, ou ils voient des nuages devant les yeux, et leur champ visuel s'obscurcit.

D'après le professeur Quincke, l'on trouve presque toujours des hémorrhagies de la rétine, d'une forme irrégulière ou oblongue, placées tout autour du diamètre longitudinal, et d'une couleur rouge claire aux environs du nerf optique ou le long des vaisseaux. Ces signes opthalmoscopiques doivent être pathognomoniques pour l'anémie pernicieuse.

L'insomnie, déterminée par un travail excessif joint à une mauvaise nourriture, comme celle survenue par l'usage de boissons excitantes (eau-de-vie, thé, café) conduit de la même façon au but que l'on souhaite, c'est-à-dire à l'anémie.

Bien souvent l'on verra simuler le symptôme le plus saillant de l'anémie : les défaillances périodiques.

Dernièrement, j'observais à l'hôpital militaire de Cronstadt, un soldat d'infanterie qui avait eu la malheureuse idée de tomber en syncope, pendant la visite et devant les médecins.

Il réussissait presque, comme le colonel Toronnsend si souvent cité dans Cheyne (*Médical report· of the feigned descases of soldiers*), à réduire son cœur au silence. Il obtenait ce résultat par le moyen suivant : Au moment de l'expiration, il interrompait sa respiration et la retenait presque complètement, en même temps qu'il rétractait l'abdomen d'une façon très visible. Son visage blème prenait l'expression de la contraction et de la tension, le pouls était presque normal, et les membres conservaient leur température ordinaire. On coupa immédiatement court à cet accès de défaillance en faisant arroser énergiquement le visage du malade avec de l'eau froide qui rétablit rapidement et complètement la respiration. Plus tard l'on n'observa plus d'accès, et ainsi se termina cette comédie habilement jouée.

Lorsque l'on croit être en présence d'une anémie artificielle, on fait transporter le malade à l'hôpital et on lui fait suivre un traitement thérapeutique et diététique très soigné. Les malades reprennent bientôt alors leurs forces juvéniles, leur appétit revient, le visage se colore ; le conscrit renaît à la vie et au service militaire ; et bien souvent, dans ces cas, le médecin militaire remporte un triomphe majestueux.

L'*hypérémie* (congestion sanguine) n'exempte pas du service militaire.

Maladie générale du sang, appelée encore pléthore, elle ne fournit pas non plus au soldat déjà au service, un motif d'exemption. Aussi cet état pathologique n'est jamais produit ni simulé. En revanche, il n'est pas rare de rencontrer chez les hommes peu fanatiques de la vie militaire, des imitations parfaites d'hypérémie partielle de points isolés du corps avec toutes leurs funestes conséquences.

On observe souvent des hypérémies mécaniques produites par la ligature des vaisseaux, qui détermine un arrêt dans la circulation de retour du sang vers le cœur.

Quoique ces états, lorsqu'ils persistent assez longtemps, donnent naissance souvent à des maladies graves et même incurables, les simulateurs les emploient néanmoins pour produire soit l'inflammation des vaisseaux, soit un œdème ou un gonflement des pieds.

On a observé même des cas de brûlure et de phlegmons !

Reconnaître maintenant cette hypérémie mécanique, provoquée artificiellement, est chose peu difficile.

Outre les indications fournies par l'état normal de l'appareil circulatoire, l'on trouve des sillons ou des anneaux imprimés par les bandes dont on s'est servi. L'on observe aussi une coloration des téguments, peu en harmonie avec celle des autres parties du corps, une température sensiblement plus élevée ou plus basse ;

enfin le toucher donne une sensation particulière, et on obtient avec l'électricité une réaction anormale.

Il en est de même pour les maladies inflammatoires. Comme cette classe de maladies n'est pas mentionnée, comme état morbide général, dans les suppléments B et G de la loi sur le service militaire, et comme elle n'est pas comprise non plus dans la liste des maladies et infirmités qui rendent impropres au service militaire, les simulateurs en général, les négligent et s'attachent surtout à des parties du corps isolées, comme à la peau, par exemple, aux articulations, à la muqueuse des yeux, des oreilles et de l'arrière-bouche.

Je dois encore dire que les conscrits ou les recrues, qui ont peu de flamme pour le service militaire, cherchent souvent à produire la fièvre. Ils frissonnent, tremblent, claquent des dents, présentent un pouls accéléré, quand auparavant par des mouvements excessifs, par des coups répétés et violents qu'ils se sont donnés aux coudes, par des boissons spiritueuses qu'ils ont absorbées, ils se sont excités et ont su provoquer un pouls irrégulier et rapide.

Leur supercherie ne sera pas seulement découverte par les signes physiques et la thermométrie, mais encore par les antécédents. D'abord la transpiration qu'on observera sera consécutive à des exercices excessifs; ce qui n'arrive jamais avec les frissons de la fièvre; chez ceux qui auront bu, l'odeur de l'alcool viendra les trahir, et les contusions et plaies avoisinant la région du coude, indiqueront l'origine de l'accélération du pouls.

Dans la majorité des cas, les préceptes tracés par Derblich, et indiqués avant lui par Boisseau, pour reconnaître la simulation de la fièvre, réussissent à démasquer la fraude ; mais il n'en est pas toujours ainsi ; car il existe une observation d'une femme qui simulait la fièvre mesurée au moyen du thermomètre. Cette observation a été publiée par Sellerbeck dans la *Berlin. Klin. Woehenschrisst* 1878 et citée par Zuber dans son article « *sur les maladies simulées dans l'armée moderne* ». Cette observation curieuse, la voici telle qu'elle a été reproduite par la *Revue militaire de médecine et de chirurgie*, février 1882.

Une malade présentait des vomissements le plus souvent teintés de sang ou renfermant des caillots, de l'épigastralgie, parfois de la fièvre accusée par la fréquence du pouls, de la respiration, et par le thermomètre, mais sans aucune cause appréciable. Les hématémèses qui revenaient presque quotidiennement s'étaient montrées rebelles à tous les traitements imaginables.

L'embonpoint conservé par cette femme fut la première circonstance qui éveilla les soupçons de l'auteur ; bientôt il émit l'avis qu'il s'agissait d'une simulation. La température axillaire oscillait entre 37° 8 et 39° 3 : l'exacerbation arrivait tantôt le matin, tantôt le soir : parfois le type fébrile était continu. Cette marche irrégulière de la fièvre convainqüit tout à fait Sellerbeck qu'il était en présence d'un cas de simulation : pour s'en assurer, un matin que la température de l'aisselle était de 38° 5, il plaça un thermomètre dans le rectum : ce dernier ne monta qu'à 37° 8. La preuve de la simulation était faite. La malade se décida à confesser qu'elle simulait la fièvre pour exciter davantage l'intérêt des médecins. Voici comment elle s'y prenait :

Dès qu'on avait placé le thermomètre dans son aisselle, elle l'en retirait, formait un pli avec le derrière de sa chemise qu'elle amenait dans son creux axillaire, y plongeait le plus profondément possible la boule de l'instrument et serrait le tout vigoureusement entre son bras et la cage thoracique. Puis, en imprimant au thermomètre des mouvements de rotation ou de translation, de haut en bas, et *vice versâ*, elle faisait monter le mercure au degré désiré.

Les conclusions de Sellerbeck sont les suivantes : « Lorsque l'on opère dans les conditions où se plaçait cette femme, il suffit de une à deux minutes lorsqu'on exécute des mouvements rapides dans une direction perpendiculaire à l'axe du corps, pour que la colonne thermométrique s'élève à 46 degrés : en continuant davantage les frictions, le mercure monte encore plus haut.

« Si l'on suspend les mouvements, la colonne commence par baisser rapidement : puis elle se maintient, quelques minutes durant, au degré des températures fébriles moyennes, enfin elle retombe graduellement au chiffre normal. Un simulateur peut ainsi réaliser une température de 39°5 pour le moment où l'on vient opérer la lecture de l'instrument, tout en arrêtant quelques minutes auparavant, cinq minutes au maximum, son travail clandestin.

« Quand les frottements exercés sur le thermomètre ont lieu sans autre intermédiaire que les surfaces cutanées correspondantes du bras et du thorax, l'effet est moindre et plus fugitif, en outre il peut être nul à cause de la transpiration. Les conditions deviennent beaucoup plus favorables si l'on enduit les téguments d'un peu d'huile. En revanche, dans ce second procédé, le succès de la fourberie est plus certain, parce que la situation du thermomètre et l'absence de tout tissu à son contact éloignent les soupçons. »

Zuber en publiant ces conclusions, les fait suivre de quelques restrictions que nous admettons complètement. Il fait remarquer, à juste titre, qu'il a essayé à plusieurs reprises d'obtenir des élévations de la colonne mercurielle en se conformant ponctuellement au procédé indiqué par Sellerbeck, et qu'il n'a réussi qu'a briser le thermomètre. Mais il est hors de doute, et nous avons fait nous-même l'expérience, qu'en frottant pendant un certain temps, une ou deux minutes, le thermomètre contre un morceau d'étoffe, contre de la laine surtout, on obtient une élévation de température qui peut durer un quart d'heure. Ce procédé de simulation pourrait bien être parfaitement employé dans les hôpitaux militaires. Mais dans les cas suspects, le température anale, comme le dit Zuber, viendra lever toutes les incertitudes.

(Note du traducteur.)

CHAPITRE IV

Hémorrhagie. — Hémoptysie. — Hématémèse. — Hémorrhagie rectale
et hémorrhagie des organes urinaires.

L'instruction sur l'examen médical des jeunes soldats
ne parle nulle part des hémorrhagies.

Aussi les conscrits présentent rarement des réclamations à ce sujet!

Mais on n'entend que davantage alors dans les hôpitaux, les malades se plaindre des hémorrhagies graves qu'ils ont subies, et souvent même l'on est appelé à constater par tous les orifices de l'organisme des hémorrhagies, qu'ils ont provoquées eux-mêmes.

Les hémorrhagies produites par les simulateurs sont par degré de fréquence : l'hémorrhagie pulmonaire, l'hématémèse, l'hémorrhagie rectale, enfin l'hémorrhagie nasale et celle des organes urinaires.

L'hémorrhagie pulmonaire ou *hémoptysie simulée* est déterminée par l'absorption de sang provenant de gencives scarifiées, du palais, de la langue, de la muqueuse nasale, sang qui est évacué ensuite par une toux violente que l'on provoque; ou bien encore l'on avale du sang humain, ou l'on boit du sang d'animaux qu'on rend ensuite par le vomissement; ou enfin on peut absorber divers liquides de couleur rouge, tels que des betteraves, du bolus arménien, du carmin que l'on mélange aux aliments ou aux boissons, et dont on se débarrasse après par un effort de toux.

Il y a eu des simulateurs qui s'enfonçaient dans la cavité buccale, des épingles ou des sangsues, afin de pouvoir, quand besoin serait, expectorer du sang du fond du pharynx, du larynx ou de la trachée.

Mais devant l'absence de symptômes pathologiques appréciable dans les organes respiratoires, dans le cœur ou dans les gros vaisseaux, devant l'état normal du pouls et devants les antécédents, la supercherie est facilement découverte, et l'on arrive à la conviction que ces hémoptysiques qui ont conservé leur facies habituel ne présentent en rien les altérations que l'on découvre toujours chez les malheureux atteints d'hémoptysies véritables.

Dans bien des cas, on reconnaît le sang animal qui a été avalé à ses caractères microscopiques, et les matières colorantes à leurs caractères chimiques.

Le plus souvent les simulateurs emploient du sang de poulet et d'oie. Le sang des oiseaux se distingue du sang humain par la forme, la grandeur et sa propriété coagulatrice. Le sang humain se coagule en effet plus vite. Sous le microscope, le globule rouge humain se montre sans noyau, rond, plus large que gros et biconcave; chez les oiseaux, au contraire, il est ovale et biconvexe.

On peut encore différencier le sang, par des moyens chimiques auxquels on ajoute e secours du microscope.

On le distingue des substances à couleur rouge en chauffant les matières rendues par la toux et les vomissements : la chaleur sépare les globules blancs de l'hématine ; alors on délaie le précipité avec de l'eau et on le met sous le champ du microscope.

Si l'on ajoute un grain de sel ordinaire, si l'on pose sur la préparation un cheveu fin, si l'on fait ensuite couler à partir du bord du verre qui recouvre la préparation une goutte d'acide acétique sur la préparation et si on la chauffe avec précaution, l'on aperçoit alors, dans le cas où la préparation contient du sang, les cristaux d'hématine, sous la forme de très petites tablettes prismatico-rhomboïdales.

La teinture de gaïac et un mélange d'huile de térébenthine, de chloroforme et d'alcool provoquent dans les liquides ou les substances ayant couleur de sang, une coloration bleue.

Outre ce moyen assez simple, il y a encore d'autres méthodes, qui à cause de leurs détails et de leur application difficile, doivent être passées sous silence.

Si le sang est dû à une blessure de la cavité buccale, on le reconnaît en nettoyant d'abord la bouche et en examinant attentivement la cavité buccale. S'il y avait un endroit scarifié, on le découvrirait immédiatement.

L'hémorrhagie pulmonaire véritable s'annonce d'abord par une sensation de bouillonnement dans la poitrine, par des maux de tête, par des angoisses, des battements de cœur, des frissons et de la chaleur. Le malade éprouve ensuite une sensation de chatouillements dans la trachée, de cuisson dans la poitrine ; et alors le sang qui a fait irruption dans les bronches est craché ou rejeté dans un effort de toux.

Le sang qui sort des grosses bronches est expulsé avec facilité ; il est rouge, clair et mousseux à cause des bulles d'air qu'il contient. Au microscope, l'on distingue les fibres élastiques et les parties du tissu pulmonaire.

Dans les hémorrhagies du fond de la bouche et de la partie postérieure des fosses nasales, il n'y a pas habituellement de toux appréciable. Le simulateur expulse par la bouche et par les fentes de la membrane de Schneider, au moyen d'une toux forcée et d'efforts de strangulation, le sang qu'il a préparé à l'avance. Ce sang contient moins de mucosités que de salive.

Celui qui subit une grande perte de sang, est bien vite épuisé ; il tombe même en défaillance ; la voix se casse, les extrémités tremblent et se refroidissent. Il y a ensuite une dépression morale considérable.

Les simulateurs au contraire ne laissent pas paraître ces symptômes ; une fois leur sang expulsé ils se montrent plus gaillards, ont des mines presque triomphantes, signe qui est suffisant pour confirmer tous les soupçons qu'on pouvait concevoir.

Il est déjà arrivé que des simulateurs ont pris l'expectoration d'autres malades, qui crachaient le sang, et ont essayé de se l'approprier ! A plusieurs reprises différentes, un jeune homme plein de résolution, mais peu amateur du service militaire, me présenta à la visite un crachoir rempli de sang, qu'il prétendait avoir rendu en toussant. L'absence complète de symptômes pathologiques dans les poumons et le cœur, éveilla immédiatement en moi l'idée d'une supercherie. Il fut surpris, en effet, au moment où il essayait de vider dans son crachoir, le contenu de celui d'un malheureux tuberculeux hémoptysique, couché sans espoir dans une salle particulière.

Les jeunes gens essaient très rarement de simuler ou de produire l'*hématémèse* pour se soustraire au service militaire, parce qu'il leur est difficile de se procurer de grandes quantités de sang, et parce qu'ils savent aussi que l'hématémèse n'est qu'un symptôme d'une maladie fort rare dans l'âge adulte.

Chez celui qui a de véritables hématémèses, existent d'abord des troubles digestifs sérieux, des douleurs stomacales, des nausées, une cause traumatique, telle qu'une blessure des parois stomacales par des objets pointus ou des matières corrosives, la cirrhose, la mélanose ou des kystes hydatiques du foie, maladies qui s'annoncent aussi par des hémorrhagies et qui peuvent être diagnostiquées. Le simulateur, au contraire, vomit le sang sans aucun prodrome et avec un état normal de tous les organes digestifs. Le sang vomi à la suite d'une maladie véritable de l'estomac est rouge sombre, presque noir et coagulé; il s'en va par morceaux, il sent mauvais et se trouve intimement mélangé à des mucosités, de la bile et des matières stomacales.

On trouve, en outre, dans les évacuations intestinales un sang qui a exactement la même composition.

Tous ces caractères manquent au sang qui a été avalé par le simulateur, et qui est ensuite rendu volontairement par le vomissement.

_Bien que le cas de simulation d'hématémèse, que nous allons rapporter, n'ait pas été observé dans l'armée, nous croyons cependant devoir le faire connaître pour montrer jusqu'à quel point peut aller la ruse des malades.

Dans le courant de l'année 1872, entrait à la clinique du professeur Simonin (de Nancy) dont nous étions alors un des externes, une femme de 35 ans présentant en même temps que des symptômes hystériques très accentués, des hématémèses périodiques, revenant tantôt toutes les semaines, tantôt tous les 10 jours. Rien dans l'estomac, rien dans les autres organes qui avaient été examinés aussi avec soin, ne pouvait expliquer ces vomissements de sang qui avaient lieu la nuit, toujours en l'absence des infirmières et des gardes, et sans laisser chez la malade aucun malaise, et aucun des symptômes de prostration et d'anémie consécutifs à des hémorrhagies abondantes et répétées. A force d'observation, on remarqua que les hématémèses avaient lieu le lendemain matin du jour où cette malade était sortie en ville. Elle fut donc surveillée; et un jour, à la visite du matin, on découvrit dans sa table de nuit, deux petites vessies contenant du sang qu'elle s'était procurée la veille chez un boucher, comme elle l'avoua plus tard. Ce sang, elle l'avalait la nuit, le vomissait quelque temps après, et le présentait le matin à la visite du médecin. La malade confessa sa ruse, et déclara qu'elle avait simulé cette affection dans le but de rester le plus longtemps possible à l'hôpital. (*Note du traducteur.*)

Les *hémorrhagies des organes urinaires* nous ont amené à l'hopital beaucoup de prétendus malades qui ont été renvoyés ensuite comme de stupides imposteurs.

Maints simulateurs, qui étaient atteints auparavant de blennorrhagie et qui avaient entendu parler de catarrhe vésical, présentaient à l'hôpital une urine mêlée de sang.

Mais l'étude minutieuse des symptômes pathologiques offerts par la maladie et l'examen de [l'urine, donnent très vite, et tous les jours davantage, l'assurance que le sang provient d'une source autre que celle des reins, de la vessie ou du canal de l'urèthre.

Le critérium pour les hémorrhagies des organes génito-urinaires est contenu à peu près dans les caractères suivants : dans les urines contenant du sang surtout, le sang peut être intimement mélangé à l'urine ou en si faible quantité qu'un examen superficiel ne peut le faire reconnaître. Si on laisse alors l'urine déposer un certain temps, on aperçoit au fond du vase ou le long de ses parois, un dépôt couleur sang pâle qui teint en rouge le papier et la toile ; ce dépôt est mou au toucher, laisse découvrir sous le microscope des corpuscules sanguins et des cristaux d'acide urique assez nombreux.

Si l'on chauffe l'urine fraîchement rendue, elle se trouble et laisse précipiter la fibrine et l'albumine. L'alcool produit la même action. L'acide sulfurique fait paraître plus fortement la couleur rouge.

L'on reconnaît bien plus facilement la présence du sang dans l'urine lorsqu'il s'y trouve en grande quantité. L'urine possède alors une couleur rouge brune presque noire.

L'*hémorrhagie vésicale* est toujours accompagnée de sensibilité, de coliques et de douleurs dans la région des reins. La sécrétion urinaire n'est pas diminuée ; l'hémorrhagie en général est insignifiante et de courte durée. Au moyen du cathéter, l'on donne issue à une urine mêlée de sang, dans laquelle se trouvent les empreintes cylindriques des caillots.

Dans les hémorrhagies provenant des reins, la réaction de l'urine fraîche est toujours acide.

Pour résoudre la question de savoir si l'hémorrhagie provient de la substance rénale ou de la muqueuse des voies urinaires, il faudra d'après Löbisch *(Anleitung zu harn analyse 1878 § 168)*, eu égard à la possibilité d'une maladie existant dans les bassinets ou dans la vessie, faire attention au volume, et à la configuration des caillots sanguins formés et évacués.

Des caillots volumineux, visibles à l'œil nu, ne proviennent jamais des reins.

Dans les hémorrhagies vésicales existe un besoin pressant et fréquent d'uriner. Le malade se plaint en même temps de douleurs dans la région pubienne, et d'un sentiment de striction et de pesanteur au col de la vessie et au périnée, de priapisme et de cuissons dans le canal de l'urèthre.

Dans ce cas surtout, les symptômes sont douloureux, et l'urine évacuée peut quelquefois n'être composée que de caillots de sang, accidents qui ne se présentent jamais chez le simulateur.

Les *hémorrhagies du canal de l'urèthre* se reconnaissent, parce qu'elles se produisent goutte à goutte et en dehors de la miction : quelquefois on trouve dans l'urèthre des blessures récentes produites par l'introduction dans ce canal d'instruments piquants et coupants.

L'*hémorrhagie rectale* rend impropre au service, et détermine la réforme dans le cas où elle est produite par des hémorrhoïdes, ou des tumeurs hémorrhoïdales fortement développées.

Autrefois l'opinion des médecins était en contradiction avec l'Instruction. Les médecins attachaient une très grande valeur aux hémorrhoïdes, surtout lorsqu'elles étaient fluentes; tandis que la loi et l'instruction sur l'examen des conscrits prononçaient l'incapacité de servir en faveur de ceux qui avaient des hémorrhoïdes avec écoulement sanguin.

En France, heureusement, l'on pense qu'un conscrit affecté
d'hémorrhoïdes peut néanmoins faire un soldat capable de remplir
toutes ses obligations; et l'instruction française s'exprime à ce sujet
en ces termes : « Les hémorrhoïdes volumineuses internes ou
externes compliquées d'ulcérations, de fongosités de la muqueuse
rendent seules impropres au service militaire. La réforme doit être
rarement prononcée, un traitement approprié obtenant assez facilement la guérison. » Dans l'armée ensuite, et surtout parmi les
cavaliers, que d'exemples d'hémorrhoïdes ne rencontre-t-on pas,
sans que pour cela ceux qui en sont atteints songent jamais à pré-
tendre qu'ils sont incapables de servir? (*Note du traducteur.*)

Beaucoup considéraient en effet les hémorrhoïdes
comme un travail salutaire de la nature, qui cherchait à se
débarrasser de mauvaises humeurs et à éloigner une
foule de maladies, à tel point qu'on osait estimer les
hémorrhoïdes à l'égal du métal le plus noble. C'est de
là que vint à la veine hémorrhoïdale le nom de *veine
d'or*. Depuis ce temps, bien que les hémorrhoïdes coulent
d'une façon toujours aussi riche, elles ont perdu tout
leur crédit, tant auprès des médecins qu'auprès des
simulateurs qui ne leur accordent plus maintenant qu'une
mince confiance.

Pour le médecin expérimenté, le diagnostic différentiel entre le sang hémorrhoïdal, et le sang provenant du
rectum est facile à faire. Le premier est en général rouge
clair, tient faiblement aux matières fécales et s'échappe
en petite quantité, tandis que le sang qui provient de
mélénas ou de dysenterie est abondant, a une couleur
rouge sombre, et presque la consistance du goudron.

Dans les hémorrhagies hémorrhoïdales on trouve et
l'on sent des tumeurs vasculaires, dans les hémorrhagies
rectales on rencontre souvent quelque part, un ulcère,
une tumeur ou un polype. Les conséquences de ces

hémorrhagies sont souvent très funestes, parce qu'elles engendrent l'anémie, des troubles persistants de l'assimilation, et l'hydropisie.

Quand il s'agit d'hémorrhagie anale, artificiellement produite, il en est tout autrement. D'abord l'examen extérieur, et ensuite l'état de santé général du simulateur ne laissent rien apercevoir de défectueux.

Aussi l'absence de tous les symptômes pathologiques de la dilatation variqueuse des veines hémorrhoïdales, ou de tumeur appréciable en explorant l'anus, fait concevoir immédiatement le soupçon d'une simulation. Et, après l'ablation du sang introduit artificiellement, la découverte de petites vessies de poisson, de rats ou d'intestins d'oiseaux poussés bien avant dans le rectum par l'orifice anal, vient souvent encore confirmer l'idée de simulation que l'on avait conçue.

CHAPITRE V

MALADIES DU CŒUR ET DES GROS VAISSEAUX

Battements de cœur nerveux. — Maladie de Basedow. — Hypertrophie.
— Dilatation du cœur. — Maladies valvulaires. — Insuffisance, sténose.
— Maladies du péricarde. — Phlébectasie. — Goître.

Si l'on considère le travail du cœur qui dure autant
que la vie, si l'on réfléchit que le cœur ne se repose jamais, si l'on considère les liens étroits qui le mettent
sous la dépendance des organes respiratoires exposés à
des lésions si nombreuses et si variées; si l'on étudie
cette structure si complexe du cœur, formé de muscles,
tissu cellulaire, nerfs et membranes séreuses, si l'on
pense au sang sujet à tant d'altérations, et à ces échanges
incessants qui se font entre le cœur et les autres organes
de l'organisme, entre le système nerveux et l'encéphale;
si l'on réfléchit enfin à l'influence de l'esprit et des émotions sur l'organe central de la circulation, l'on doit se
dire certainement qu'il n'y a pas d'organe qui doive être
plus exposé aux maladies que le cœur, surtout chez les

jeunes gens dont la vie renferme tant d'occasions d'excès, de corruption du sang et de maladies cardiaques. Et cependant chez le soldat, les maladies du cœur sont rares, toute proportion gardée ! Malgré cela, il s'en présente néanmoins quelques-uns devant le médecin pour se plaindre, les uns d'une affection organique du cœur, de douleurs cardiaques et de palpitations insupportables, les autres d'angoisses précordiales. Tantôt c'est dans le service, tantôt à l'exercice, tantôt dans une marche forcée, tantôt c'est en soufflant dans un instrument qu'ils ont contracté ces maladies ; tantôt c'est l'inclémence du temps, la chaleur ou le froid qui doit en donner l'origine ; d'autres fois les troubles du cœur se sont manifestés à la suite d'impressions morales, de passions, de colère, de haine, etc. D'autres fois enfin les boissons alcooliques, un mauvais régime, une mauvaise nourriture ont fait naître des battements de cœur.

Le médecin militaire doit opposer à tous ces prétextes une observation minutieuse et un examen complet. En général, ce n'est pas au conseil de révision que l'on peut donner un avis définitif et bien motivé sur une affection du cœur ; ce n'est pas le lieu qui convient à un examen sérieux pour lequel le silence le plus complet est nécessaire. La nature bienfaisante n'a gratifié par un don digne d'envie, il faut le dire, qu'un Bamberger ou un Dusck de ce sens de l'ouïe si délicat, qu'en marâtre, elle a refusé à mille autres. Des oreilles communes ne sont pas en état généralement de distinguer au milieu du tapage et du désordre qui existent, les bruits anormaux du cœur et les bruits normaux. Aussi, pour éviter des erreurs de diagnostic, il est prudent d'envoyer les individus chez

lesquels on trouve des affections du cœur, ou pour lesquels on a des doutes, à l'hôpital où l'on pourra s'é-
clairer sur leurs maladies. Il est évident qu'à l'hopital
on emploiera tous les moyens pour arriver à une consta-
tation exacte, et que là seulement il sera facile de se
livrer à un examen précis et exempt de toute idée préconçue.

Bien qu'il soit à supposer que le médecin militaire
examine toujours attentivement et complètement les
organes de la poitrine, il est bon cependant de lui recommander de voir tout malade chez lequel on soupçonne
une maladie de cœur, souvent, à différentes heures de la
journée, avant et après ses repas, dans le lit et hors du
lit. Fréquemment, il est nécessaire d'administrer quelques médicaments, tels que des liqueurs spiritueuses,
de la digitale, évidemment à dose inoffensive, pour
observer leur action sur le fonctionnement du cœur. Il
faut ensuite considérer l'influence du service militaire
sur l'état de santé de l'homme en question, le faire même
incorporer dans ce but dans un corps de troupe, pourvu
toutefois qu'il ne doive pas résulter pour son état et le
diagnostic de cet état, des inconvénients trop appréciables.

On a reconnu, en effet, à l'état militaire une grande
affinité pour les maladies du cœur ; mais cette accusation
est injuste, au moins en temps de paix. Les victimes qui
ont succombé à des affections cardiaques devenues
mortelles par suite des marches forcées faites dans
la saison des chaleurs, auraient pu être évitées certainement, si l'on n'avait pas incorporé des individus
faibles, souffrant de maladies de cœur, et si les mesures

recommandées par la police de santé, si souvent publiées, avaient été observées.

Nous sommes convaincu, au contraire, et l'expérience de mille sujets l'a démontré, que l'état militaire est utile au conscrit, et imprime un cachet particulier à sa constitution. L'on voit souvent un homme de loi pâlir derrière ses dossiers et avoir besoin ensuite d'un traitement médical, tandis que le jeune homme beaucoup moins vigoureux devient plus fort et plus agile, lorsqu'il s'est livré à des exercices militaires rationnels.

Nous allons passer maintenant en revue les maladies de cœur qui s'observent le plus souvent chez les jeunes gens, lorsqu'ils sont soldats.

Très fréquemment nous entendons les militaires se plaindre de *battements de cœur*. Ce symptôme manque rarement en réalité dans les maladies de cœur, et existe dans presque tous les troubles de la circulation. On le rencontre aussi dans différentes maladies, telles que la fièvre, les inflammations, les rhumatismes, les affections du cerveau et de la moelle épinière, les maladies abdominales, vermineuses, l'anémie, etc. Ces battements sont souvent provoqués par les boissons alcooliques, le café fort et le thé, par de grandes chaleurs, par des mouvements corporels violents, des émotions nerveuses considérables. La sensation déterminée par des battements de cœur est souvent fatigante ; et particulièrement celle du battement de cœur nerveux, qui peut être rangé parmi les maladies à longue durée, présente diverses manifestations pénibles. Heureusement les accès de battements de cœur, durant très peu de temps, n'ont pas toujours la même intensité et n'apparaissent habituellement qu'à des intervalles assez éloignés. L'on reconnaît cette affection, après un examen minutieux, à l'absence des symptômes physiques d'une maladie organique du cœur, et à un affaiblissement du choc cardiaque moindre que celui observé dans les maladies véritables du cœur. Le patient sent et entend bien distinctement les chocs du cœur ; mais l'oreille du médecin expert appliquée à la région précordiale, n'est pas soulevée aussi violemment que dans l'hypertrophie du cœur. Le pouls est faible, accéléré, mais régulier dans une certaine mesure. L'urine est claire, aqueuse, comme dans les maladies nerveuses. Un mouvement modéré n'augmente pas les palpitations nerveuses, comme dans les affections organiques, mais au contraire il les diminue ; et l'expérience prouve en effet que ces malades ont plus à souffrir des battements de cœur au lit et au repos, et qu'ils cherchent à se procurer du soulagement par la marche et le séjour au grand air. Ces palpitations, qui ne sont pas rares chez les jeunes gens irritables, ne sont point dangereuses.

On observe des battements de cœur, poussés à un haut degré, dans le goître exophthalmique ou maladie de Basedow. Cette maladie, qui se rencontre très rarement chez les militaires, était rangée dans les premiers temps parmi les maladies cérébrales. Nous devions en parler ici à cause du symptôme de suractivité fonctionnelle du cœur qu'elle présente, et qu'il fallait mentionner ; en cela, du reste, nous ne faisons qu'imiter Niemeyer. Cette maladie se traduit encore par des symptômes oculaires presque pathognomoniques. Les battements du cœur sont en outre très violents, et l'on observe en même temps un pouls très fréquent, dicrote, un affaiblissement général ou tremblement des membres, une hypertrophie de la glande thyroïde, une saillie énorme du globe oculaire, appelé *œil de bœuf* avec hypersécrétion lacrymale, une dilatation de la pupille, une élévation de la température corporelle, et des hémorrhagies nasales. Cette maladie, constituée par ces signes pathognomoniques, ne peut être imitée, et il est très facile par conséquent de la distinguer de toutes les autres affections, et en particulier des palpitations nerveuses.

L'*hypertrophie du cœur*, d'après la théorie du Dr W. Thurn (*Origine des maladies comme conséquence des marches forcées*), doit être regardée comme une affection propre aux armées, et s'y présentant fréquemment. D'après les observations faites par ce médecin allemand, l'irritabilité du système nerveux congénitale ou produite par la manière de vivre inaccoutumée et irrégulière des conscrits, ou par les exercices nombreux et violents de la période d'instruction, et surtout par l'élévation de la pression atmosphérique, détermine une insuffisance dans l'activité cardiaque, qui ne peut répondre alors à toutes ces nouvelles exigences.

Cette insuffisance se traduit par une gêne dans la respiration, et des palpitations de cœur. Dans ce cas, poussé par une pression plus forte, le sang coule plus rapidement dans le ventricule gauche; le muscle fatigué, se dilate outre mesure, cède alors à la pression, et cette dilatation occasionne naturellement l'hypertrophie. En attendant, cet auteur a montré que, sur les 20 cas qu'il rapporte, dans 15 il a observé un degré très modéré d'hypertrophie, et que cette hypertrophie ne donna lieu à aucune gêne consécutive. Il ne m'est jamais arrivé, de pouvoir faire moi-même cette observation. Aussi je crois devoir admettre avec beaucoup de réserve ce point étiologique, parce que le ventricule gauche chez les adultes a des parois très épaisses, par conséquent bat plus fort et arrive plus facilement à résister à la pression sanguine.

Comme Derblich, nous n'accordons qu'une faible créance aux données étiologiques de l'hypertrophie du cœur signalées par W. Thurn, dans son *Mémoire sur l'origine des maladies comme conséquence des marches forcées*. Ce qu'on observe dans l'armée française nous autorise à émettre cette opinion. (*Note du traducteur.*)

L'hypertrophie d'un autre côté présente des symptômes si caractéristiques, que malgré l'absence de lésions valvulaires, on ne peut la méconnaître. Les palpitations qui existent dans cette maladie se distinguent à la palpation des palpitations nerveuses, parce que toute la paroi thoracique est soulevée par le choc du cœur, à tel point qu'on peut voir et sentir ce soulèvement à travers les vêtements. Le facies du malade est généralement rouge, et les carotides sont presque toujours animées de pulsations violentes.

Le pouls est puissant, plein, accéléré ; les bruits du cœur se propagent dans toute la poitrine. Lorsqu'il n'y a pas de lésions valvulaires, l'on n'entend point de souffle ; le premier bruit est fréquemment confus, sourd et un peu prolongé, le second au contraire court et sec. Le choc du cœur se dirige habituellement vers la gauche. Des renseignements subjectifs sont fournis la plupart du temps par les malades; mais les symptômes concomitants les plus constants et les plus rationnels sont les suivants :

Céphalalgie, battements de cœur violents surtout dans le décubitus sur le côté gauche; sensation de pesanteur, de pression et d'oppression dans la région du cœur, engourdissement du bras gauche sans cause appréciable, et douleurs se produisant dans l'épaule gauche. A ces symptômes l'on ne doit pas ajouter une importance capitale ; mais cependant ils servent à guider et à faire sortir le médecin, lorsqu'il est en présence de simulateurs, du labyrinthe de faux renseignements qui pourraient lui être donnés.

On essaie quelquefois de simuler certaines de ces manifestations pathologiques. Ainsi en courant, en gravissant des montagnes, en marchant furieusement contre le vent, pour produire un afflux plus considérable d'oxygène dans le sang, et par suite une activité cardiaque plus grande, en se livrant à des exercices nombreux, en écartant et en croisant ensuite violemment les bras, par des excitations physiques, en faisant usage de boissons fortes et alcooliques, de café, de thé et d'épices, d'hellébore noir et blanc, l'on peut, il est vrai, arriver à provoquer des palpitations de cœur. Ces palpitations pourront même s'accompagner d'une respiration difficile, d'épistaxis, de coloration du visage et d'un pouls violent et fréquent. Mais tous ces tours d'adresse doivent rester sans aucun résultat devant l'examen du médecin, qui ne doit leur ajouter aucune importance s'il ne rencontre en même temps les symptômes physiques décrits précédemment.

La *dilatation du cœur* présente un tableau de maladie cordiaque tout autre et essentiellement distinct. Bien qu'elle soit quelquefois unie à l'hypertrophie, la dilatation du cœur ne s'en sépare pas moins autant par la cause et l'origine que par les symptômes. Tandis que l'on observe de préférence l'hypertrophie chez les hommes robustes, on regarde au contraire la dilatation cardiaque comme une maladie propre au sexe féminin. Mais l'on voit néanmoins des hommes faibles, cachectiques, et usés par toutes sortes d'excès, lui payer un tribut. Chez le soldat, l'observation de cette maladie est encore plus rare que celle de l'hypertrophie. L'hypertrophie en effet siége surtout dans le ventricule gauche, et la dilatation dans le ventricule droit. Dans l'hypertrophie, les malades sont de joyeuse humeur, ignorant leur état morbide ; leur visage est coloré, leur physionomie gaie, leur esprit et leurs sentiments d'une élévation ordinaire. Ceux qui souffrent d'une dilatation cardiaque, sont presque toujours mélancoliques, maussades et fatigués ; leur visage est blême ou cyanosé, et le pouls petit et faible. Comme conséquence de l'affaiblissement de l'énergie cardiaque, se produit une diminution dans la quantité de chaleur produite ; et par suite les extrémités se refroidissent. Souvent ces malades sont atteints en même temps de varicocèle, de varices et de dilatations variqueuses. Ces symptômes laissent déjà entrevoir la dilatation cardiaque, mais si l'on y ajoute l'examen physique, l'on arrive alors à une certitude absolue de la maladie. Cet examen apprend que l'on entend difficilement les battements du cœur, que le choc de la pointe est plus profond et se perçoit à peine, que le premier bruit est plus distinct que le second,

mais d'ailleurs net. Le contraire a lieu dans l'hypertrophie, lorsqu'elle ne se complique pas de lésions
valvulaires.

Il paraît superflu d'expliquer qu'il est impossible de
provoquer artificiellement la dilatation cardiaque. On a
raconté cependant des histoires de malades qui laisse-
raient croire que par une vie pleine d'excès, par des pri-
vations et la mauvaise qualité des aliments, par l'usage
de doses considérables de digitale, on est arrivé à produire astucieusement certains symptômes de dilatation
cardiaque. Ce fut évidemment sans succès ; car les
symptômes de la dilatation cardiaque vraie, sont trop
caractéristiques et sont trop étroitement liés à d'autres
symptômes physiques appréciables et immuables, pour
tromper un instant un observateur attentif.

Inflammations du cœur. La myocardite et l'endocardite se rencontrent, rarement comme maladies essentielles, ayant pour cause de développement le service
militaire. Après les fatigues excessives de la guerre,
après toutes les intempéries subies par les militaires,
après toutes ces altérations du sang produites par les
maladies exanthématiques, etc., etc., j'ai bien observé
des inflammations pulmonaires, pleurales et péricardiques, mais jamais de myocardite ou d'endocardite. Ces
inflammations évoluent vraisemblablement très rapidement, et sont ensuite masquées par des maladies graves.
Ainsi souvent, dans le cours d'une maladie pulmonaire,
apparaissent les conséquences de l'endocardite, sans que
sa présence, malgré l'examen le plus scrupuleux, se soit
décelée par des symptômes d'ordinaire si appréciables.
Ces effets sont l'épaississement, l'induration, l'éburnation,

l'incrustation calcaire des valvules, le rétrécissement ou l'insuffisance des orifices. Ils se traduisent aussi par des bruits de souffle, de scie, de râpe, et de sifflet plus ou moins clairs et perceptibles, ensuite, par des bruits de souffle ayant un caractère plaintif, strident, grondant, murmurant, etc. Ces dégénérescences ont, à cause des conditions particulières de la vie militaire, une issue très malheureuse, et menacent par elles-mêmes et par les troubles ultérieurs de la circulation et de la nutrition qui les accompagnent, l'avenir du soldat. Dans maintes armées, ces maladies atteignent un chiffre plus considérable que dans la population civile. D'après Roth et Lex (*Handbuch der militair gesund-theilspflege II, B. S... 396*), la mortalité dans l'armée anglaise, depuis l'année 1867 jusqu'en 1871 était par 1,000 de 1,46 pour les maladies des organes de la circulation, et de 0,73 seulement pour les maladies du cœur.

Dans l'armée autrichienne, les maladies valvulaires atteignaient le plus haut chiffre parmi les autres maladies du cœur.

Le tableau suivant nous le montre d'une façon frappante. Dans les hôpitaux il fut traité :

	Année 1871.	Année 1873.
Péricardite.............	106 cas....	96 cas
Endocardite..........	40 —....	33 —
Hypertrophie.........	61 —....	67 —
Maladies valvulaires...	177 —....	186 —

Par conséquent, d'après ce tableau, les maladies valvulaires entrent dans les maladies cardiaques traitées, pour une proportion de 46 0/0 la première année, et la

seconde année pour celle de 48 0/0. Les maladies, c'est-
à-dire les accidents secondaires qui se développent dans
la membrane interne du cœur et l'appareil valvulaire,
sont ceux surtout qui réclament le plus de précautions.
Les malades chez lesquels le début de cette affection est
imminent ou présumé seulement, ne doivent pas être
soumis au service militaire.

Oppolzer appela le premier *(Wiener médicin. Wo-
chenschrift* 1861, *n*° 11, *Spitals Zeitung, n*° 6) vivement
l'attention sur ce fait, que les malades ayant une affection valvulaire commençante et faisant de la gymnastique pour combattre leur anémie, ont vu leur état s'ag-
graver et devenir dans la suite incurable. Non seulement
les exercices gymnastiques obligatoires, mais encore les
autres influences du service militaire peuvent ici leur
être nuisibles. Il est un fait acquis, dit Roth, c'est que par
des exercices musculaires violents et prolongés, l'activité
du cœur s'accroît en fréquence et en énergie, vraisemblablement à cause de l'augmentation de la pression dans le
système cardiaque, et que, dans les circonstances militaires, cette activité est exigée à certains moments.
Tandis que l'ouvrier, qui entreprend un travail pénible,
peut se débarrasser d'un vêtement lourd qui entrave
ses mouvements, le soldat au contraire, dans les marches
et les exercices, est emprisonné dans son uniforme. Le
ceinturon du sabre, les courroies du sac, le poids de
l'arme, empêchent l'agrandissement de sa cage thoracique, et la cravate plus ou moins serrée qu'il porte
autour du cou met obstacle, chez lui, au libre cours de
la circulation. Aussi il doit être nettement établi que, par
des efforts pénibles et prolongés dans ces conditions,

on arrive à produire non seulement des troubles de longue durée, mais encore la dilatation et l'hypertrophie, peut-être même l'insuffisance secondaire de l'appareil valvulaire.

Comme les maladies valvulaires, la *péricardite* semble exister beaucoup plus fréquemment comme maladie secondaire, que comme maladie primitive et essentielle. Elle est la plupart du temps consécutive, s'unit au rhumatisme articulaire, et peut cependant, quoique très rarement, se produire dans un organisme débilité par des efforts immodérés. Des phénomènes subjectifs éveillent ici encore l'attention du médecin et le déterminent à se livrer à un examen minutieux. L'on constate alors des battements de cœur, des douleurs vives, et cette dyspnée si bien révélée par les symptômes qui l'accompagnent. Souvent il se présente chez les jeunes gens maigres, une proéminence de la région précordiale ; les espaces intercostaux sont comblés, et s'il y a seulement un épanchement modéré dans le péricarde, il se traduit en outre par une percussion douloureuse et par une augmentation de la matité précordiale. Les battements du cœur ont presque disparu ; les bruits de frottement, de frôlement et de racloir, perçus chez le malade, placé dans une certaine position, le pouls très petit, fréquent, et irrégulier, viennent jeter la plus vive lumière dans la question du diagnostic.

Les symptômes caractéristiques sont fournis par les bruits que nous venons de mentionner ; si l'exsudation et le dépôt de fibrine sont diffus, l'on entend alors le souffle péricardique dans une plus grande étendue. Généralement ces souffles n'existent que dans un endroit limité, parce qu'ils ne sont pas, comme dans les maladies cardiaques, propagés par le torrent circulatoire. Si les souffles sont bruyants, la main appliquée sur la région précordiale les percevra facilement. Il existe encore un autre caractère important : le souffle péricardique n'est lié ni à la systole ni à la diastole. Il s'étend habituellement entre les deux, et c'est là le véritable caractère qui le distingue du souffle endocardique. Le souffle péricardique, d'après Hoppe *(De la percussion et auscultation dans leurs rapports diagnostiques)*, se distingue en outre par ses changements de lieu et ses changements de timbre. Dans l'espace d'un jour ou de quelques heures, il peut s'accroître ou diminuer, et même disparaître entièrement. Le souffle péricardique s'entend mieux souvent, lorsque le malade se lève ou se met sur le côté, surtout sur le côté gauche; ou bien il se déplacera, parce que le cœur prend habituellement dans le péricarde distendu par le liquide la position la plus élevée. L'épanchement pleurétique semble décroître lorsque le malade retient sa respiration; l'épanchement péricardique n'est pas modifié. Les souffles péricardiques deviennent plus distincts lorsqu'on applique le stéthoscope, ce qu'on n'observe pas dans les autres maladies des organes thoraciques.

Les symptômes que nous venons de décrire sont perceptibles et ne peuvent être imités. Aussi nous allons passer maintenant à une maladie grave, exposée à des récidives, entravant l'aptitude au service militaire pour un long temps, et dont les plus grands soins et le traitement le mieux dirigé sont impuissants à empêcher l'issue fatale.

Les maladies aes vaisseaux n'ont été que très rarement simulées, et quand on a osé le faire, un résultat déplorable s'en suivit chaque fois.

Dans les guerres françaises du commencement de ce siècle, on eut recours à ce genre de simulation. Ainsi que de vieux médecins français le racontent, certains conscrits ont en effet tenté de produire sur eux des anévrysmes en se liant fortement le cou. Ceci est et était impossible, et paraît aussi irréalisable et grotesque que l'essai que l'on pourrait faire de provoquer d'autres maladies des vaisseaux. L'on pourrait peut-être rappeler des dilatations variqueuses et des varices lorsqu'elles ont disparu momentanément, ou qu'elles sont devenues invisibles au point de ne plus avoir le calibre d'un tuyau de plume d'oie nécessaire, et par conséquent de ne plus exempter du service militaire. Pour arriver, dans ces cas, à la dilatation variqueuse réglementaire, on liera et on serrera les membres, ou l'on se tiendra debout pendant longtemps, ou l'on marchera même jusqu'à épuisement complet, ou enfin l'on emploiera des bains de pieds très chauds.

Bien que les simulateurs se soient préparés pendant des mois à l'avance, et soient arrivés à un degré quelquefois parfait de simulation de la maladie, il est possible cependant, en voyant les liens circulaires et les empreintes laissées par ces liens, la coloration brune rougeâtre, la température basse des extrémités et l'œdème produit, de démasquer complètement la fraude. En faisant prendre au malade le décubitus complètement horizontal, il est facile d'atténuer, et même de faire disparaître les symptômes qu'il a produits.

La loi autrichienne nous semble bien large pour les exemptions qu'elle accorde pour les varices et les dilatations variqueuses. L'instruction française de 1877 sur les maladies et infirmités qui rendent impropres au service militaire, nous devons le dire, est beaucoup plus précise et plus rationnelle ; elle est surtout, et avec justice, plus sévère : le nombre des simulateurs de varices en est d'autant plus faible. Car, d'après cette instruction, les varices légères que les simulateurs peuvent réussir à produire ne constituent pas un motif d'exemption ; et pour que les varices deviennent un cas d'exemption, il faut qu'elles soient déterminées par des obstacles au cours du sang, qu'elles soient constituées par la compression d'une veine, une tumeur, ou par une affection des organes respiratoires ou circulatoires ; — ou bien il faut que les varices se détachent en paquets noueux s'élevant jusqu'à l'aine, ou qu'elles soient enfin compliquées d'ulcères. Ces différentes conditions, les simulateurs ne peuvent que très difficilement les remplir. (*Note du traducteur.*)

En France, où l'idée de simulation[1] fait des progrès et où le nombre des simulateurs s'accroît, l'on cherche à simuler *le goître*. Non seulement l'on a pu produire, au moyen d'insufflations d'air sous l'épiderme, un emphysème artificiel, ou une inflammation et hypertrophie de cette glande par des injections excitantes dans la glande thyroïde ; mais encore Boisseau rapporte que des jeunes gens, ayant peu d'amour pour le service militaire, ont émigré pendant un certain temps dans des régions où le goître est endémique, et se sont présentés ensuite devant le conseil de révision avec des goîtres fort respectables. Je n'ai pas encore entendu parler en Autriche d'un semblable artifice. Si cependant, dans une région exempte de goîtres, on remarquait un nombre con-

---

[1] Il serait bien difficile, je crois, de dire jusqu'à quel point l'opinion émise par Derblich est fondée ; car les documents statistiques, qui seuls pourraient trancher la question, manquent ou sont incomplets. (*Note du traducteur.*)

. sidérable de conscrits goîtreux, il serait alors indiqué de songer à une pareille fraude et de laisser aux tribunaux le soin d'étudier cette particularité. D'après les indications statistiques, le goître se présente rarement, en Autriche, dans les provinces autres que les districts militaires de la Styrie, où les habitants sont obligés de faire usage d'une eau calcaire et privée d'acide carbonique. Les goîtres de ces gens sont indolents, indolores et rarement enflammés. Aussi, lorsqu'on se trouve en présence d'un engorgement douloureux et enflammé avec gonflement du cou et des ganglions de la nuque, l'on doit songer à une simulation et envoyer le patient en observation à l'hôpital.

L'emphysème artificiel se trahit par la crépitation sous le doigt. Ensuite, par une douce pression sur les parties emphysémateuses, l'air introduit artificiellement sort toujours, à la confusion du simulateur, par la blessure cutanée qu'il est facile de découvrir.

CHAPITRE VI

Plus le diagnostic d'une maladie est difficile, plus ses antécédents sont obscurs, plus ses symptômes sont confus, plus les simulateurs leur accordent de confiance, et leur consacrent de soins.

Certaines maladies nerveuses de la face sont encore sous bien des rapports enveloppées de nuages et d'obscurité, et la question de leur diagnostic n'a pas été résolue jusqu'à présent d'une façon définitive.

C'est pourquoi les individus ayant peu de goût pour l'état militaire, tournent le plus souvent vers elles toute leur attention. Autrefois c'était le somnambulisme, la catalepsie et l'hystérie, qui représentaient le but des simulateurs ; mais maintenant ces maladies sont rarement imitées et presque abandonnées, parce qu'elles exigent des tableaux symptomatiques trop difficiles à exécuter. Aussi les conscrits se décident à simuler de préférence des attaques de nerfs, fortement prolongées d'ailleurs, qui réussissent à produire sur l'assistance une impression de pitié, d'émotion et d'effroi. A ces dernières appartiennent les convulsions de toutes espèces, qui naturellement sont toujours contrefaites de la façon la plus horrible.

Parmi les différentes espèces de spasmes, *la toux spasmodique* jouit d'une préférence marquée, et bien souvent elle s'accompagne d'hémoptysie. Il y a quelque temps nous avions à l'hôpital, en observation et en traitement, un soldat qui depuis quelques semaines et plusieurs fois par jour, et surtout pendant la visite du médecin, était atteint d'accès de toux coqueluchoïde. La face prenait une coloration presque livide; une sueur froide coulait sur le front et sur la poitrine, les yeux larmoyants sortaient de leurs orbites, et la scène se terminait par des soupirs pénibles et entrecoupés, quelquefois par des sanglots et des vomissements.

L'emploi de douches d'eau froide, malgré l'opposition du malade, pendant et après l'accès, combiné avec la diète, enleva bientôt à cet homme toute idée de se livrer à de nouveaux exercices inspiratoires, et vint démontrer ensuite qu'il était complètement valide pour le service militaire.

Quand tous les symptômes d'une maladie des organes respiratoires font défaut; quand on ne remarque ni prédisposition tuberculeuse, ni des restes de bronchite ou de pleurésie; quand on ne découvre aucun signe d'affection de la glotte ou des cordes vocales ou des gros nerfs qui président à la respiration; et surtout lorsque cet arrêt de la respiration, d'une minute, si caractéristique pour les accès de toux spasmodique, n'existe pas, l'on peut avec la plus grande vraisemblance songer à une simulation.

Le spasme pharyngien doit être accompagné du spasme

œsophagien pour donner au médecin militaire des preuves de l'inaptitude pour le service, d'un jeune homme qui a de l'aversion pour le métier militaire.

En général, le médecin militaire expérimenté n'accorde jamais une confiance aveugle aux affirmations d'un malade qui souffre de spasmes œsophagiens, lorsqu'il mange sa portion avec appétit.

Le simulateur se fatigue habituellement beaucoup plus vite que le médecin.

Le spasme ne dure pas continuellement dans une dysphagie véritable; celle-ci ne se développe que dans l'âge adulte *(avant vingt ans)*, produit toujours une maigreur s'étendant à toutes les parties du corps, et s'accompagne, en raison des efforts pénibles de déglutition qu'elle provoque, de contorsions et de grimaces que le simulateur ne peut qu'imiter et non reproduire. Cette maladie est quelquefois aussi la conséquence de l'usage de narcotiques qui déterminent en même temps d'autres symptômes morbides. Il ne faudrait donc pas avoir recours en premier lieu au moyen préconisé par les anciens médecins militaires, qui consiste à verser violemment des liquides dans la bouche du malade pendant son sommeil. La déglutition facile et rapide qui s'opérerait viendrait, dans ce cas, démontrer et démasquer la fraude! Ce procédé est superflu, croyons-nous, car s'il existe un obstacle dans le pharynx ou dans l'œsophage, on arrive facilement à le reconnaître au moyen de la sonde œsophagienne.

L'examen, au moyen du cathéter ou de la sonde a surtout ceci de bon qu'il est si incommode, si pénible et désagréable, qu'à la seconde expérience le malade se dispose bien souvent à capituler. La confiscation au surplus de tous les aliments qui sont adressés au malade par contrebande, l'obligation pour lui de prendre la nourriture de l'hôpital en présence du médecin, font souvent aussi découvrir la fraude.

Nous traiterons en détail des crampes d'estomac et des coliques qui se présentent si souvent, dans un chapitre prochain.

Le tremblement des membres, moral ou physique, est un état qui ne procure jamais de gloire, et que, pour ce motif, on devrait être peu disposé à simuler.

Néanmoins l'on trouve des individus qui ne craignent pas de faire pour eux, de cette maladie, un objet de parade. En général, il faut envoyer en observation à l'hôpital tous les malades de ce genre, qu'ils soient atteints ou non de tremblement. Là ils chercheront à faire valoir leur maladie par tous les moyens possibles, et de la façon la plus frappante. Ils se plaindront de douleurs dans les membres, de crampes dans les mollets, feront des mouvements convulsifs avec les mains ou les pieds et ne seront pas en état de marcher droit, de fléchir ou d'étendre les membres. Lorsqu'on les examinera, l'on sentira les muscles contractés, parfaitement durs, l'on ne trouvera aucun gonflement des articulations, ou aucun œdème cutané, comme cela se remarque chez les malades véritables.

Nous avons déjà observé des individus chez lesquels certains muscles isolés étaient pris de tremblement. Ainsi nous avons vu un conscrit qui sortait continuellement sa langue, qui tremblotait sans cesse et était pris d'une façon constante de mouvements désordonnés quand il parlait et mangeait. Il prétendait ne pouvoir boire à cause des mouvements continuels de sa langue. Cet individu trahit lui-même sa fraude : car on découvrit que, par ses manœuvres, il avait réussi à produire en même temps un écoulement de salive régulier.

Une autre tête ingénieuse jouait constamment avec les muscles de l'œil ! Un autre encore branlait sans cesse la tête de droite à gauche !

Un diagnostic juste et précis apporte la lumière dans tous ces cas ; et il arrive rarement de commettre une méprise en supposant une simulation, lorsque dans les commémoratifs l'on ne peut trouver l'existence de l'ergotisme, du mercurialisme ou d'une affection cérébrale.

Il est bien plus difficile de démontrer si l'on se trouve ou non en présence d'*une paralysie agitante à son début!* Pour arriver à ce résultat, l'observation minutieuse et scientifique de l'individu, jointe aux moyens de surprise, peut seule tirer d'embarras.

Il s'engage donc alors une lutte entre le médecin et le simulateur, entre l'intelligence et le bon sens. L'examen rigoureux et l'importance pratique des moyens de diagnostic assurent toujours, il faut se hâter de le dire, la victoire au médecin.

Cette persistance dans la paralysie agitante du tremblement dans le sommeil, cette constipation opiniâtre qui exige l'extraction mécanique des excréments contenus dans le rectum, ce clignotement des yeux et en même temps le bégaiement que l'on rencontre habituellement chez les paralytiques n'existent pas toujours ! Cependant lorsque quelques-uns de ces symptômes se présentent, il faut leur accorder quelque crédit, comme signes diagnostiques différentiels.

Il est de la plus haute importance de savoir, que les malades arrivés à une certaine période de cette maladie ne peuvent marcher avec sécurité, et qu'au prix d'une certaine application, qu'ils présentent une tendance à aller, à courir et à tomber en avant. Ensuite les muscles atrophiés sont très peu sensibles à l'influence galvanique ; et dans un stade plus avancé encore de la maladie, l'intelligence diminue. Enfin cette maladie termine le cours de la vie et ne se rencontre que dans la vieillesse.

Boisseau rapporte les différentes espèces de tremblement aux causes suivantes :

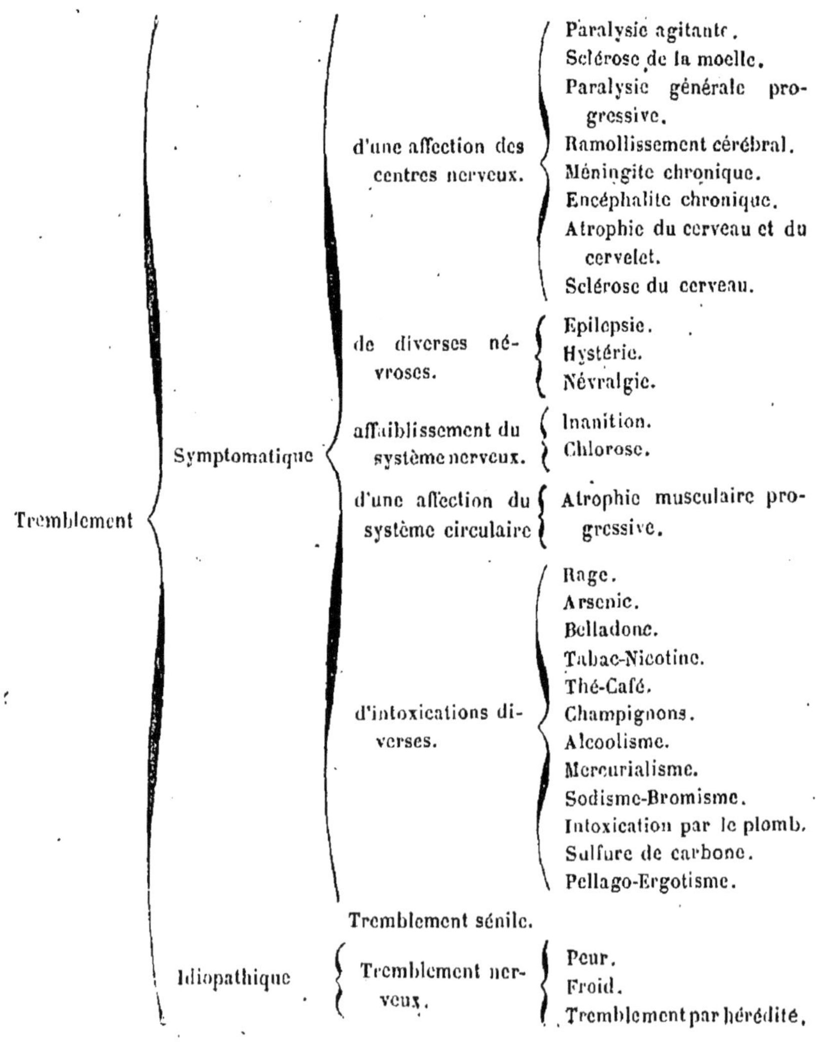

Ce tableau a été emprunté par Boisseau à la thèse de Paul Latteux (*Étude clinique, physiologique et séméiologique sur le tremblement*, thèse de Paris, 1868, p. 26).

Silice, dans sa thèse (Paris 1876) sur le tremblement, a remplacé
la classification de Latteux par une autre plus en rapport, il nous
semble, avec les causes et la physiologie pathologique du tremblement.

Silice rapporte les tremblements à trois causes :

1° Tremblement symptomatique d'une affection des centres
nerveux ;

2° Tremblement symptomatique d'un agent nerveux défectueux :

 L'agent nerveux est diminué ;

 L'agent nerveux est augmenté ;

3° Tremblement dans l'intoxication. (*Note du traducteur.*)

Le tremblement poussé à un haut degré représente la
chorée, appelée aussi *danse musculaire*. Elle constitue un
état qui dispense certainement du service militaire, pour
lequel on exige un fonctionnement intact de tous les
muscles. Dans l'anomalie dont il s'agit, on observe un
mouvement continuel et involontaire de presque tous les
muscles de la vie animale. Les contractions dans le cas
de chorée légère ont lieu presque toujours d'un seul côté
du corps, ou dans des muscles différents d'un membre ;
les convulsions se traduisent par une diversité de mouvements qui augmentent d'intensité à chaque changement de température.

La chorée n'atteint au reste les enfants que jusqu'à
l'âge de 16 ans ; aussi, il doit être constaté par des médecins que cette maladie, d'ailleurs curable, existait avant
le conseil de révision.

Nous ne pouvons admettre avec Derblich que la chorée frappe
les enfants jusqu'à l'âge de seize ans exclusivement,

Trousseau, dans sa *Clinique médicale,* dit qu'il est beaucoup plus commun de la voir survenir après la puberté jusqu'à l'âge de vingt-cinq ans. On a même cité des exemples au delà de cette période de la vie. Germain Sée l'a vue survenir pour la première fois chez une femme de trente-six ans, chez une autre de quarante-cinq ans et chez un homme de cinquante-neuf ans. Jeffreys l'a vue chez un individu âgé de soixante-huit ans ; Powel et Watton chez un autre de soixante-dix ans ; Bouteille l'a rencontrée chez un malade de soixante-douze ans, et M. le Dr Henri Roger a publié dans l'*Union médicale* l'histoire d'une chorée chez une femme de quatre-vingt-trois ans. — On sait aussi que J.-P. Franck a vu naître la chorée pour la première fois chez un individu âgé de quarante-cinq ans ; le professeur Andral a cité une observation dont le sujet avait quarante ans. Coste a observé la chorée chez un malade âgé de soixante ans. Casenave, de Pau, a publié aussi l'histoire d'un homme qui fut pris de chorée à cinquante-cinq ans. Le professeur Graves, de Dublin, a rapporté dans ses cliniques l'observation d'une danse de Saint-Guy chez un pharmacien de soixante-dix ans. Récemment (avril 1882), Muellendorff a pulié dans *Deusch Archiv. für Klin méd.,* t. XXVI' un cas de chorée chez une femme de quatre-vingt-trois ans.

Ces faits doivent évidemment nous commander une grande réserve lorsqu'il s'agira de nous prononcer sur l'existence ou non d'une chorée véritable chez un individu ayant dépassé l'âge adulte. (*Note du traducteur.*)

D'après Bénédict, dans une chorée véritable et existant depuis longtemps, des courants galvaniques déterminent des secousses très fortes ; ce qui est une preuve irréfutable de l'irritabilité plus grande des nerfs moteurs.

Les simulateurs au contraire se trahissent par l'uniformité et l'exagération des mouvements musculaires, même au lit et pendant un sommeil provoqué, particularité qui infirme d'ailleurs l'existence de leur maladie.

Ils tremblent et se secouent d'une façon extraordinaire si on les observe, et pleins de confiance ils exécutent immédiatement des travaux délicats, par exemple des travaux d'écriture et de dessin, si on le leur demande.

La *crampe des écrivains, des cordonniers et des forgerons* est simulée quelquefois, mais bien souvent d'une façon maladroite. Jamais, en effet, le simulateur n'est dans le cas de laisser tomber sa plume, son alène et son marteau aussi simplement et aussi naturellement que celui qui est atteint réellement de cette maladie.

L'écriture du simulateur n'est pas non plus aussi griffonnée que celle de celui qui est véritablement atteint de la crampe des écrivains. Ensuite, les simulateurs allèguent dans les autres professions des crampes et des déformations des doigts qui n'existent pas chez les malades véritables.

CHAPITRE VII

Épilepsie

La maladie la plus fréquemment simulée est l'épilepsie ; presque toutes les législations la regardent comme un motif d'exemption du service militaire.

D'après l'*Instruction militaire allemande supplémentaire du 26 mars 1868,* p. 74, l'épilepsie n'est admise comme cause d'exemption par le conseil de révision que lorsque trois témoins au moins, dignes de confiance, viennent, sur la foi du serment, attester devant un membre du conseil ou un autre fonctionnaire, qu'ils ont été témoins eux-mêmes des attaques d'épilepsie du conscrit. Les procès-verbaux ainsi dressés sont soumis par la commission de recrutement du cercle à celle du département. Si l'accès se présente devant la troupe ou dans un hôpital militaire, ceux qui en ont été victimes sont renvoyés comme impropres au service militaire.

Dans la loi autrichienne, le paragraphe 59 de l'*Instruction sur l'application de la loi militaire relative à l'épilepsie* est ainsi conçu : « Quand un conscrit allègue l'épilepsie, la commission ne doit lui-accorder créance que lorsque deux témoins au moins, dignes de confiance, viennent déclarer par procès-verbal, sur la foi du serment, et devant la commission de recrutement, qu'ils ont constaté les attaques d'épilepsie, et de quelle façon il les ont constatées ». Cette prescription de la loi ne jouit pas de l'approbation des médecins, et cela d'autant moins que dans le même paragraphe, quelques lignes plus haut, il est enjoint à la commission de recrutement, de la façon la plus expresse, de ne point prendre en considération les témoignages des médecins. « Quelle anomalie ! » écrit un auteur anonyme. *(Militairartz,* n° 24, 1877) à l'article : « *L'épilepsie et le paragraphe 59 de la loi militaire* ». Les témoignages médicaux n'ont point de valeur ! Mais des particuliers, surtout des conseillers municipaux, dont les jugements en matière médicale sont si souvent remplis de préjugés et de superstitions, servent à guider la commission dans les cas douteux !

Pour les médecins, il n'existe que la loi sévère et minutieuse qui exige toute la clarté possible ; mais pour des particuliers, il suffit qu'un conscrit prétexte qu'il est épileptique, que deux témoins déclarent par écrit, sur la foi du serment, qu'ils ont été témoins des attaques épileptiques, et cela suffit !!!

Puisqu'il en est ainsi, doit-on trouver étonnant que le nombre des épileptiques dans certains contingents soit élevé ? Et croit-on peut-être avoir trouvé une mesure sérieuse contre la production trop fréquente de ce diagnostic dans la présentation du procès-verbal prescrit à la commission de recrutement ?

Nous ne le croyons pas.

Supposons qu'il y ait des doutes légitimes sur la justesse du diagnostic, la commission de recrutement apportera toujours une certaine retenue pour le vérifier, parce qu'elle accuserait indirectement les témoins de faux serment. Elle se trouve donc, bon gré mal gré, obligée par un semblable procès-verbal de lutter contre sa conviction ! L'on préfère certes convenir que les particuliers voient plus clair que les médecins, et on encourage ainsi ces particuliers à poser tout à fait à la légère un diagnostic précis et sûr, dans des cas ou des médecins n'ont pu conclure qu'après mûre réflexion et une étude minutieuse de toutes les circonstances, et après avoir surmonté maintes difficultés !

Aussi, il n'est pas possible d'admettre que telle est l'intention de la loi.

Ne vaudrait-il pas mieux que cet alinéa 6 du paragraphe 59 n'existât pas ou disparût complètement ; ou bien, puisque l'épilepsie est si souvent congénitale, l'article ne devrait-il pas contenir au moins que ces procès-verbaux ne seraient établis que pour les individus chez lesquels cette maladie existerait depuis l'enfance. Et serait-ce encore un désir illégitime que d'exiger aussi qu'il fût prouvé que les accès épileptiques remontent chez le conscrit à dix ans au moins avant l'année de sa conscription ?

Par ce moyen, on en ramènerait plus d'un.

Plus d'un futur simulateur ne prendrait pas la peine, quelques mois avant l'époque de la conscription, de se jeter à terre, de se contourner et de se rouler dans tous les sens, et d'essayer de rendre notoire et public que X... ou Y... des conscrits est atteint d'épilepsie.

Cette mesure relèverait aussi le sentiment de la justice.

Jamais, en effet, l'existence de l'épilepsie chez un conscrit ne resterait le secret des deux témoins indispensables, et dans le cas de doute légitime, l'on n'entendrait plus cette réponse stéréotypée : *que le conscrit a caché sa maladie par honte !*

En France, d'après l'article 16 de la loi du 1er février 1868, celle du 27 juillet 1872 et l'instruction de 1877, les cas d'exemption, l'épilepsie par exemple, ne sont jugés que sur la production de documents authentiques ou, à défaut de documents, sur des certificats signés de trois pères de famille domiciliés dans le même canton, dont les fils sont soumis à l'appel ou ont été appelés. Ces certificats doivent, en outre, être signés et approuvés par le maire de la commune du réclamant.

L'article 28, § 3, de la loi du 27 juillet 1872, est ainsi conçu : « Dans le cas d'exemption pour infirmités, le conseil de révision ne prononce qu'après avoir entendu le médecin qui assiste au conseil ».

Ainsi qu'on a pu juger, les justes revendications exposées par le savant médecin autrichien contre les articles de la loi qui régissent l'épilepsie, ne peuvent être faites contre la loi militaire française, qui semble répondre en partie aux vœux qu'il exprime d'une façon si autorisée. (*Note du traducteur.*)

Si ce moyen de constater l'épilepsie que nous proposons était pris en considération, on pourrait plus facilement arriver à la vérité, et on servirait ainsi l'Etat. L'on verrait moins souvent, en effet, de simples particuliers poser des diagnostics avec assurance, dans les cas où les médecins interrogent avec réserve pour se guider sur les commémoratifs et les symptômes qui peuvent se présenter. Cette opinion est le résultat d'un jugement sûr et d'une expérience solide ; je crois donc qu'elle peut être acceptée sans contradiction aucune.

Cette terrible maladie, nous devons le dire, est alléguée bien souvent ; aussi, pour ce motif, nous allons
l'étudier dans tous ses détails :

« Dès les temps les plus anciens, on essaya de simuler
l'épilepsie. David, fuyant devant Saül, se réfugia chez le
roi Achis. Craignant d'être reconnu, il simula l'épilepsie.
(*Livre des Rois*, chapitre et verset 13.) Il se contrefit le
visage, se roula par terre, se heurta contre la porte, et
l'écume découlait sur sa barbe. »

Les raisons, qui font que les simulateurs, et en particulier les conscrits, choisissent de préférence l'épilepsie, sont
nombreuses. Nous n'en citerons ici que quelques-unes.

D'abord, cette maladie, depuis l'accès le plus simple
disparaissant rapidement, jusqu'à l'accès complet et le
mieux caractérisé, s'étend, hélas ! à tout le genre
humain.

D'après les données statistiques, sur 1,000 individus
6 sont épileptiques ; et, en général, cette maladie frappe
ceux qui ont entre dix et vingt-deux ans. C'est à cet âge
qu'est exigé, on le sait, le service militaire. Aussi les soldats, dans le choix qu'ils ont à faire d'une simulation,
lui donnent, malgré eux, la préférence.

Si nous étudions, par exemple, les comptes rendus sanitaires des armées prussienne et austro-hongroise, nous
trouvons nos affirmations complètement justifiées. Dans
l'armée prussienne, en 1879, sur un effectif moyen de
248,746, l'on comptait 434 *épileptiques* qu'on a guéris !

Comme il est reconnu que l'épilepsie est incurable, l'on
peut conclure que les 434 soldats étaient autant de simulateurs.

Dans l'armée austro-hongroise, il y eut en 1869,

234 épileptiques et 4 aliénés, qui étaient en même temps épileptiques. Tous les 238 furent guéris !

Le plus grand nombre des épileptiques guéris se trouvait, pour un chiffre de 30, dans le commandement militaire d'Agram ; celui de Vienne et celui de Prague y figuraient pour un chiffre de 27. Dans celui d'Inspruck, il n'y eut qu'une seule guérison.

D'après la statistique militaire de 1872, on réforma chaque année, pour épilepsie, 693 conscrits. Le plus grand nombre de ceux-là, 285, était fourni par le commandement général de Buda-Pesth, et le plus faible, 6, par le commandement militaire de Zara ; celui d'Insbruck en fournit 17, celui de Vienne 17, celui de Trieste 18, celui de Gratz 19, celui de Hermanstadt 30, celui de Lenz 31, celui de Brunn 36, celui d'Agram 41, celui de Prague 83, et celui de Lemberg 113.

L'armée française n'est pas non plus exempte de ces simulateurs d'épilepsie, elle compte 1, 5 par 1,000 soldats épileptiques guéris.

Les soldats de toutes les nations cultivent assidûment la simulation de cette maladie. L'explication de ce fait se trouve dans les considérations suivantes :

1° D'abord, cette affection peut être simulée, sans applications particulières de la part du simulateur, sans préparations, sans douleurs préalables, ou sans conséquences préjudiciables.

Nous ne pensons pas, comme Derblich, qu'un individu puisse impunément simuler l'épilepsie pendant longtemps. On a rapporté, en effet un cas où des conscrits qui simulaient des attaques épileptiques sont devenus victimes de leur supercherie. De Haen, Wildberg et Metzger ont publié des faits semblables. Laurent, de Marseille, en 1866, parle dans son livre sur la simulation de la folie d'un cas qui lui a été communiqué par Prosper Lucas. « Il s'agit d'un repris de justice, jeune effronté qui avait longtemps joué l'épilepsie ; les accès de commande avaient fini par devenir réels, et il demandait sans détours, ni vergogne qu'on *le débarrassât de cette fin de la farce*. » (*Note du traducteur*.)

Il suffit, en effet, au simulateur d'avoir devant deux témoins un accès avec le plus d'éclat et de mise en scène possibles, et d'afficher ensuite un bon appétit et un bien-être particulier. Il peut même essayer de se livrer à des excès de boissons, de plaisirs amoureux ; car l'on est habitué à mettre sur le compte de l'épilepsie les tremblements qui sont consécutifs à ces genres d'excès.

2° L'épilepsie ensuite éveille toujours chez le spectateur, la pitié ; et le témoin, profondément ému d'un accès épileptique ou qui ressemble à l'épilepsie, perd en général le sang-froid nécessaire pour observer minutieusement et juger impartialement.

Comptant sur l'effet qu'il produit, le simulateur voit trop souvent ses efforts couronnés de succès ; car il peut sans aucune peine faire constater ses accès par des témoins.

3° La difficulté de l'orientation dans le diagnostic fait croire à bien des simulateurs qu'on ne peut pas reconnaître l'épilepsie, et les engage à simuler différents tremblements, des mouvements musculaires convulsifs, des contractions toniques, des mouvements et des contractions cloniques, avec un courage et une patience qui frappent souvent d'étonnement et d'admiration.

Cette opinion est fausse, et il est du plus haut intérêt pratique de réduire à sa juste valeur l'erreur de cette croyance ; car le diagnostic de la véritable épilepsie peut être établi d'une façon certaine. Seulement, il faut, plus que dans les autres maladies, étudier avec un soin extrême tous les points étiologiques et anamnestiques.

Il faut observer l'individualité et faire attention aux causes non seulement physiques, mais encore psychiques, qui pourraient avoir quelque action, ainsi qu'aux influences diverses que peut subir le prétendu malade.

Lorsque nous sommes en présence d'un conscrit ou d'un soldat qui se plaint d'accidents épileptiques, il est indispensable, entre autres choses, de s'informer de *sa descendance*. Dans les circonstances habituelles cela n'est pas toujours facile, mais bien souvent l'on a à se louer de faire des recherches dans ce sens ; non pas seulement à cause du traitement à instituer, mais surtout parce qu'il n'est pas rare d'arriver de cette façon à la meilleure des choses, à la découverte de la vérité. Il est constaté, en effet, que l'hérédité joue dans cette maladie un rôle de prédisposition puissant, au point d'être reconnu par la loi comme un obstacle au mariage.

La loi française, soit par oubli, soit par omission involontaire, ne reconnaît comme motif portant obstacle au mariage, aucune maladie autre que la démence. Elle assiste ainsi avec indifférence au mariage de phthisiques, d'épileptiques, etc., et de femmes rachitiques dont la vie est en danger le jour où elles doivent devenir mères. (*Note du traducteur.*)

Cette prédisposition héréditaire ne s'applique pas seulement aux descendants immédiats, elle peut sauter des générations,

Aussi, l'on doit la rechercher même dans les descendances latérales.

Des illustrations médicales françaises, comme Trousseau, Maisonneuve, Boudin, Herpin, Moreau, Calmeil et d'autres, ont donné sur cette question d'hérédité une opinion qui fait autorité. Trousseau prétend que dans aucune maladie l'hérédité ne se fait sentir d'une manière aussi redoutable que dans l'épilepsie, et que les antécédents des parents ne retentissent avec autant d'importance sur leurs descendants, que dans cette maladie.

Dans un certain nombre d'épileptiques, Musset trouva que chez 35, la mère était épileptique, chez 4 le père, et chez 36, d'autres parents plus éloignés.

Certaines autres maladies nerveuses ou cérébrales peuvent aussi, chez les descendants, contribuer au développement de l'épilepsie. L'auteur précité établit que sur 170 épileptiques qu'il a observés, 3 descendaient de père déments, 17 de mères folles, et 23 de mères hystériques ; 27 avaient des parents aliénés, et 2 avaient des mères choréiques.

Chez beaucoup d'autres, les parents, les grands parents, ou même quelques-uns des proches parents, étaient atteints de tremblements ou de maladies cérébrales diverses. Toujours est-il que cette terrible affection se développe chez les descendants et produit la même maladie, ou une maladie qui s'en rapproche.

Si les renseignements nous apprennent que des ancêtres ou des parents rapprochés étaient épileptiques, cette particularité nous fournit la facilité d'arriver à un diagnostic prudent et circonspect.

Si l'on soumet un épileptique à un examen général,

on trouve des signes particuliers qui ne sont pas évidemment sûrs, mais qu'on droit prendre en considération, et qui nous permettent d'établir une différence *entre le vrai et le faux épileptique.*

Souvent le premier a un regard qui fait une impression que l'on ne peut oublier, et qui fournit la première base et un moyen facile d'arriver à un diagnostic juste.

La taille, le degré du développement corporel, l'habitus extérieur, le tempérament, la physionomie, peuvent servir aussi de guides. Pour ce qui est de la taille, il est démontré par l'expérience que les individus petits, montrent une grande prédisposition pour l'épilepsie. Sur 60 épileptiques, Herpin en trouva à peu près la moitié, soit 28, au-dessous de la taille moyenne, 17 ayant la taille moyenne ; la taille des autres ne fut pas notée.

Avec une taille moyenne et chétive, on trouve d'ordinaire chez la plupart des épileptiques un développement corporel peu avancé. La plupart sont des individus faibles, délicats et mal conformés, même déformés, et chez lesquels un examen minutieux laisse apercevoir d'habitude ou une altération du système nerveux, ou un trouble dans quelque organe de l'économie.

Les jeunes gens qui sont épileptiques présentent en général une mine languissante. Ils ont une peau blanche, pauvre en graisse, presque transparente ; les muscles sont peu développés, mais d'une grande mobilité ; cette mobilité est surtout appréciable dans les muscles de la face. Le regard est perçant et vivace, mais quelquefois aussi sombre et mobile. Les sensations chez l'épileptique sont sous ce rapport plus fines, et les organes des sens plus sensibles à toutes les impressions.

Les prétendues impressions de l'âme sont les plus vivement ressenties.

Ces individus se livrent à bien des exercices et des efforts pour cacher leurs sentiments et leurs passions ; mais ce jeu ne peut pas leur réussir complètement ; à la moindre occasion, leur manière d'être apparaît dans tout son jour. Le tempérament et le caractère ne se démentent jamais chez eux.

Impétueux dans leurs désirs, ils se montrent excités et irrités lorsque le moindre obstacle vient se dresser devant eux. Toujours disposés à exagérer leurs sensations et leurs petites souffrances, ils regardent leur état comme le plus insupportable du monde ; et souvent le suicide leur apparaît tout à coup comme le libérateur le plus parfait, pour faire place bientôt après à l'espérance la plus joyeuse.

Chez eux, pensées et sentiments changent aussi rapidement. Susceptibles, emportés, maussades ensuite et bientôt très affectueux, communicatifs et aimants, ils sont dans leurs actions, comme dans leurs désirs, capricieux et mobiles. Leur caractère changeant, despotique et bizarre, fait souffrir dans les relations tous ceux qui sont obligés de vivre avec eux. Ces symptômes, aussi ennuyeux pour l'épileptique que pour son entourage, doivent sauter aux yeux du médecin qui observe, et sont de nature à faciliter le diagnostic.

Non seulement le tempérament, mais aussi la *physionomie* reçoit de l'épilepsie un cachet particulier qui ne peut être nié en aucune façon. Des accès répétés laissent à la physionomie de l'épileptique une marque indélébile, mêlée de honte et d'idiotisme.

Il n'est pas encore démontré que l'épilepsie ait une influence constante sur la voûte crânienne, et sur l'angle facial; mais ce qui est certain, c'est que des accès fréquents ont une action énergique sur les muscles de la face et sur le facies, et impriment à la physionomie entière un quelque chose que l'on ne retrouve pas chez les simulateurs.

Toute la tête est penchée en avant, le visage est sillonné de rides prématurées, les paupières supérieures recouvrent plus qu'à l'état normal le globe de l'œil, et les pupilles sont dilatées. On remarque sur la sclérotique moins de vaisseaux gorgés de sang; les commissures de la bouche sont déviées fortement; les lèvres, largement séparées, laissent voir facilement les dents.

Parmi ces dernières, les incisives inférieures sont, à ce qu'il paraît, aiguisées sur leur face antérieure. Les veines jugulaires et temporales gorgées de sang, font saillie sous la peau. Les lèvres bleuâtres, le pouls irrégulier, le choc du cœur à un endroit inaccoutumé, les extrémités refroidies font naître souvent l'idée d'une maladie du cœur, idée qui disparaît rapidement après un examen physique attentif.

Ce n'est pas seulement dans l'habitus et la physionomie, mais encore dans les fonctions cérébrales que l'épilepsie laisse, dans la plupart des cas, des traces ineffaçables.

On cite cependant des hommes distingués, doués de vastes connaissances et de capacités intellectuelles très grandes qui étaient atteints d'épilepsie. C'étaient alors de rares exceptions. En général, l'épilepsie ne maintient pas l'intégrité de l'intelligence, et l'on peut dire que l'épilepsie se trouve aussi fréquemment chez des aliénés que l'aliénation mentale, et particulièrement l'imbécillité chez les épileptiques ; particularité, qui démontre déjà que les hémisphères cérébraux, qui sont le siège essentiel des facultés intellectuelles, présentent dans l'épilepsie le plus d'altérations pathologiques.

Après avoir recherché par un examen minutieux si le prétendu épileptique ne porte pas quelques excoriations ou quelques cicatrices extérieures, qui pourraient provenir des accès épileptiques, et après avoir obtenu un échantillon de son degré d'instruction et de ses facultés intellectuelles, il incombe alors de rechercher les autres causes d'origine matérielles ou morales.

Aux causes physiques et matérielles pouvant déterminer l'épilepsie, appartient en première ligne l'usage immodéré de boissons alcooliques.

Rien ne prédispose davantage aux maladies inflammatoires du cerveau et de ses enveloppes, aux vertiges, aux syncopes et convulsions, que l'absorption exagérée de boissons alcooliques.

Il y a un degré de l'ivresse, appelée par Percy *ivresse convulsive*, dans laquelle les individus qui en sont atteints, tombent tout d'un coup, grincent des dents, deviennent pâles, perdent connaissance et sont en proie à toute espèce de spasmes et de convulsions. L'on constate les mêmes symptômes chez les animaux que l'on a empoisonnés avec de l'alcool. Un chien qui absorbe pendant quatorze jours de l'alcool en grande quantité, devient d'abord excitable, agité et sensible, d'une façon extraordinaire, à la moindre impression.

Lorsqu'il entend du bruit, par exemple lorsque la porte

s'ouvre subitement, il se met à trembler, il court dans l'endroit le plus obscur de la chambre, et arrose ses pas d'urine qu'il laisse échapper involontairement. Plus tard la température s'abaisse de quelques degrés, les pupilles se dilatent, le tremblement envahit les muscles du tronc et de la tête, la respiration devient stertoreuse ; une salive spumeuse couvre la gueule, l'animal tombe, devient inconscient, laisse échapper l'urine, les matières fécales, et souvent aussi du sperme. Un examen complet fait découvrir quelquefois des blessures à la langue.

Ces accès épileptiques, qu'on ne saurait méconnaître, se répétent plusieurs fois par jour chez les chiens empoisonnés avec de l'alcool.

L'alcool a encore une action plus puissante sur la constitution humaine, surtout sur celle du cerveau et de la moelle épinière, et produit, comme cela est mentionné, des accidents qui ont la plus grande ressemblance avec ceux de l'épilepsie.

La ressemblance est souvent tellement grande, que, pendant l'accès, l'on ne peut arriver à dire si l'on est en présence d'un individu réellement épileptique, ou d'une épilepsie alcoolique. L'absence d'odeur alcoolique émanant de la bouche du malade, vient trancher la question.

Ce n'est pas le lieu ici de parler en détail de l'action nuisible de l'alcool sur l'organisation humaine. Malheureusement, malgré les sociétés de tempérance, ce mal tend tous les jours à s'accroître plutôt partout qu'à diminuer, et cela surtout dans les États civilisés. En France, par exemple, il était consommé en 1831 par année et par tête 1 litre 1/2 de boissons alcooliques, en l'année 1871 nous arrivons à 2 litres 1/2 par personne.

Les désastres des Français et les horreurs de la Commune de 1871, doivent être en bonne partie rapportés à cette consommation excessive d'alcool et d'absinthe.

Outre l'alcool, d'autres substances manifestent encore leur influence nuisible sur la santé. La rhubarbe, la gentiane, la cannelle, l'aloès, l'absinthe ne sont point inoffensives et sans inconvénients, comme la plupart des buveurs le pensent. Bien des personnes s'empoisonnent par l'eau-de-vie sous la forme d'élixir de vie, ou de liqueurs, soi-disant pour faciliter une digestion pénible ou exciter un estomac paresseux. Les conséquences de ces excès sont, outre la misère, le crime, le suicide, l'abrutissement et l'épilepsie.

Si l'ivrogne a le bonheur d'être admis dans un hôpital, il pourra, la plupart du temps, se guérir de sa passion ; il sera facile alors d'établir la différence entre l'alcoolisme et l'épilepsie. Si l'on isole le malade suspect, si on lui enlève toute occasion de se livrer aux boissons alcooliques, si l'on ne trouve pas chez lui le tremblement particulier aux buveurs de profession, si l'on étudie soigneusement toutes les circonstances de la maladie et tous les antécédents, l'on arrivera encore à un diagnostic certain.

L'abus, comme *l'aberration dans les plaisirs génitaux*, peut aussi, d'après les expériences de plusieurs observateurs, contribuer au développement de l'épilepsie. Ceci n'est pas invraisemblable. Tout le système nerveux prend part à l'accomplissement des fonctions génitales ; aussi son ébranlement par des excès ou par l'onanisme est facile à démontrer. Ce vice conduit à l'anémie, qui est la racine de l'épilepsie. C'est l'occasion de répéter ici ce vieux proverbe : « L'amour est-il trop brûlant ? Il se consume alors aux dépens de la moelle épinière ». C'est en effet dans la moelle épinière dégénérée, qu'il faut souvent chercher le foyer des manifestations épileptiques. Un séjour dans un hôpital bien surveillé, éloigne la cause et fait disparaître la prédisposition à l'épilepsie. Accuser une continence prolongée de produire des accidents épileptiques, et trouver la preuve de ce fait dans la fréquence plus grande de l'épilepsie chez les célibataires que chez les gens mariés, attribuer en outre à des vers innocents et à l'acarus de la gale, à une grande chaleur ou à un grand froid le pouvoir de déterminer l'épilepsie, doit paraître certainement exagéré. Cependant, pour ma part, je n'ose mettre en doute que la vue d'un accès épileptique (ce qui pourra être contesté, je le sais parfaitement) puisse provoquer un accès véritable, et qu'une tumeur cérébrale ou que des blessures nerveuses graves puissent amener des accès épileptiques.

J'arrive maintenant à la partie la plus importante de la question, c'est-à-dire *au diagnostic de l'accès épileptique*. Pour en donner un aperçu plus clair, je crois utile de le diviser en plusieurs stades.

Habituellement les simulateurs eux-mêmes évitent dans les différents stades, tout ce qu'il y a de difficile pour le diagnostic, et ils cherchent à imiter de préférence dans l'épilepsie les symptômes grossiers, et ceux qui sautent aux yeux. Des individus plus malins choisissent dans les stades, les symptômes les plus persistants, qui sont plus fatigants et plus difficiles, il est vrai, mais qui doivent permettre au médecin de pouvoir les constater et les étudier.

Les stades d'une épilepsie vraie sont parcourus en général rapidement ; et leur succession est dans la plupart des cas la suivante :

1° *Premier stade ou stade prodromal.*

La plupart des vrais épileptiques ont longtemps ou peu de temps avant leur accès une apparence maladive : l'habitus extérieur est changé, ils sont abattus, anxieux, inquiets et respirent difficilement ; les battements du cœur sont augmentés, le visage est pâle, l'appétit est diminué et ils éprouvent ce que l'on appelle, l'aura épileptique, caractérisée tantôt par la chaleur tantôt par la froideur du visage ; par des tiraillements s'irradiant des extrémités vers la tête et le cœur, par un tremblement des paupières, de la langue, des lèvres, d'un ou de plusieurs doigts ou des orteils. Malgré un petit nombre sans doute d'observations, je crois devoir cependant admettre que l'aura épileptique commence presque toujours par la moitié gauche du corps. Mais alors il existe toujours auparavant une altération psychique. La mémoire s'affaiblit avant l'accès ; le malade est agité, distrait, comme perdu, ou très excité, mécontent, maussade, et se plaint d'une douleur poignante et cuisante dans la région de l'ombilic ; souvent cette sensation est accompagnée de vomissements.

Les vomissements contiennent beaucoup d'albumine, de bile, ou un mucus acide. L'aura épileptique se déclare de préférence à l'époque de la *pleine lune, et le plus souvent dans le courant du jour.*

Les symptômes manquent chez les simulateurs, qui

imitent surtout l'accès éclatant et grossier, ne s'occupent pas des prodromes et ne paraissent même pas leur accorder d'importance.

2° *L'accès proprement dit, ou le second stade,* commence au moment où l'épileptique tombe tout à coup en poussant un cri aigu et tremblotant.

Les médecins français ajoutent beaucoup d'importance à ce cri; pour Boisseau, c'est un cri unique, rauque plutôt qu'aigu.

Le professeur H. Nothnagel *(Ueber den epileptishen Anfall-Sammlung Klinischer Vortrage herausgegeben von R. Volckmann,* n° 39) n'attache pas la même valeur à ce cri épileptique dont on a tant parlé, et qui manque bien souvent.

En tout cas l'épileptique vrai ne pousse qu'un cri, tandis que le simulateur croit devoir pousser plusieurs rugissements pour appeler l'attention sur son malheur. Mais la manière dont la chute a lieu offre un caractère diagnostique bien plus important.

L'épileptique vrai tombe partout où il se trouve, sans choix du lieu; aussi il se blesse quelquefois fortement. Le simulateur, au contraire, prend toutes les précautions pour tomber doucement. Il évite les escaliers, la proximité de l'eau, du feu, des angles, des coins, en un mot toutes les circonstances où il pourrait se faire du mal.

L'épileptique vrai tombe souvent au milieu d'une conversation, ou au milieu de son repas. La plupart du temps, il tombe en avant et se blesse le visage; le simulateur s'affaisse lentement et doucement. Il tombe latéralement, et quand il tombe en avant, il a soin d'étendre la main pour amortir autant qu'il pourra les effets de la chute. Si le simulateur se blesse dans sa chute, l'expression de douleur peinte sur sa physionomie trahit sa sensibilité, caractère qui suffit seul pour faire voir immédiatement à qui l'on a affaire.

Le véritable épileptique présente dans ce stade, surtout au moment de sa chute, une pâleur du visage remarquable comme intensité, due sans doute à de l'anémie cérébrale. La pâleur fait défaut dans les accès simulés. L'épileptique vrai ne tombe pas toujours à terre ; et chez tous les épileptiques, il n'y a pas non plus une inconscience complète.

C'est ainsi au reste que l'on différencie le *petit mal* et le *grand mal caduc*, appelé aussi *épilepsie des rues*.

Dans le premier, les malades perdent le fil de leur discours, restent coits tout à coup ; souvent ils se réveillent, deviennent pâles, perdent la parole ; les yeux sont hagards, les pupilles dilatées, le pouls est ralenti, la respiration haletante et souvent aussi l'on constate dans les membres supérieurs et dans les muscles de la face un léger tremblement. Cela ne dure habituellement que quelques instants. Alors la physionomie se ranime tout d'un coup et perd l'expression de l'étonnement ; le malade regarde autour de lui, articule quelques sons ou des paroles inintelligibles. En général, il se rappelle seulement avoir eu des tintements d'oreille et avoir vu mille lumières devant les yeux : habituellement il n'a pas d'autres souvenirs. Dans le grand mal caduc, le malade perd après le premier cri, la connaissance et la sensibilité, et présente alors les symptômes dont nous parlerons tout à l'heure.

La pâleur du visage est le premier symptôme qui

établit une différence entre la vraie épilepsie, et l'épilepsie simulée. Aussitôt après la chute commencent les convulsions. Celles-ci sont toniques.

Chez l'épileptique vrai, outre les convulsions et les contractions, on constate un frémissement et un tremblement musculaires. Chez le simulateur au contraire, la tête est raidie et courbée en arrière, le corps étendu et mobile dans tous les sens ; les extrémités, sont tournées et contournées, mais le frémissement convulsif et fibrillaire des muscles n'existe pas chez le faux épileptique.

Plus tard l'on observe chez l'épileptique vrai, des contractions, des spasmes, des convulsions du système musculaire plus fortes dans une moitié du corps que dans l'autre : ces convulsions manquent quelquefois complètement d'un côté, surtout dans la moitié supérieure de la tête, de telle sorte que la tête, à cause de la contracture d'un seul sterno-cleido-mastoïdien, se trouve dirigée du côté opposé. Chez le simulateur les deux muscles sterno-mastoïdiens sont contractés à la fois ; la tête est par conséquent dirigée en avant ou en arrière, et la face dans cette position est rouge et boursoufflée.

Pendant la période convulsive, les paupières sont à moitié fermées et le siège de temps en temps de mouvements spasmodiques : le regard est hagard ; les yeux deviennent strabiques ; les pupilles sont en général dilatées, souvent aussi contractées ou même normales ; et lorsqu'on peut réussir à en approcher une lumière, on constate qu'elles sont insensibles ! Chez le simulateur les choses se passent autrement. Les paupières sont fermées, et si on cherche à les ouvrir, on sent de la résistance, de la force et de la contraction.

L'iris est sensible à la lumière.

La langue chez le véritable épileptique est enfoncée entre les dents, présente des morsures, saigne, tremblote et offre à la vue un gonflement considérable. Pour caractériser ces blessures de la langue, il faut dire que, chez l'épileptique vrai, elles sont profondes et ne se voient que d'un seul côté : chez le simulateur au contraire, elles sont tout à fait superficielles.

Pendant l'accès convulsif, les malades brisent souvent le lit sur lequel ils reposent, déchirent leurs vêtements, et surtout mettent leur chemise en morceaux, chose qui arrive bien rarement dans un accès simulé.

Un signe presque constant, est l'écume qui se trouve devant la bouche. Cette écume, qui est un mélange de salive et de vésicules d'air, ne manque dans aucun accès, de quelque courte durée qu'il soit. Aussi il n'est pas rare qu'on le produise par l'introduction dans la bouche d'un morceau de savon de racine d'iris de Florence. Mélangée au sang qui provient des blessures de la langue, l'écume prend une couleur rouge que des simulateurs ingénieux ont imitée en mâchant de petites baies ou d'autres substances ayant la propriété de fournir une couleur rouge.

La peau et les muscles sont insensibles dans l'épilepsie. Cette insensibilité ne peut être atteinte, que par des simulateurs fort habiles, doués de la plus grande énergie, et qui paraissent souvent résister à toutes les douleurs, à toutes les piqûres et à toutes les brûlures. Pour constater cette insensibilité de la peau et des muscles, on a recommandé et employé dans les premiers temps bien des moyens ; quelques-uns même étaient barbares, par exemple le fer rouge, de grandes aiguilles, de la cire fondue, les coups de bâton, etc.

Les idées actuelles condamnent sévèrement ces tortures. Aujourd'hui l'on se contente de simples piqûres, d'affusions d'eau froide ; et pour tâter la sensibilité de la muqueuse nasale, l'on introduit du tabac dans les narines, et l'on fait respirer de l'ammoniaque.

Un autre symptôme, observé très fréquemment, est la flexion des doigts. Le pouce est presque toujours enfoncé dans le creux de la main, et quelquefois si fortement, qu'il faut une certaine prudence pour l'en retirer. Si on le retire, et qu'on l'étende ensuite, il reste étendu et prend part alors aux secousses fibrillaires convulsives des autres muscles. Contre ces secousses fibrillaires inimitables, viennent se briser tous les plans et tous les efforts des simulateurs. Ceux-ci oublient quelquefois de fléchir le pouce, l'enferment dans la main, et si on essaie de l'étendre, ils se hâtent de le fléchir, de le recouvrir avec les autres doigts, et de le renfermer dans la main.

Cette période ne dure que quelques minutes chez le véritable épileptique. Malheureusement le médecin arrive trop tard pour prêter secours, et souvent pas en temps utile pour constater. Les simulateurs allongent volontiers cette période où ils jouent de si beaux rôles. Cette particularité suffit seule à éveiller des soupçons.

Le *troisième stade*, qui peut être considéré en quelque sorte comme le *signal du paroxysme et l'effort de salut tenté par la nature*, est suivi d'une véritable réaction. La face devient rouge, presque bleuâtre ou livide, les yeux sont congestionnés, la respiration est précipitée, pénible et bruyante, les battements du cœur, irréguliers et fréquents, et le pouls petit. Souvent l'on observe une émission involontaire d'urine, de matières fécales et même des pertes séminales. Dans cette courte période le simulateur ne peut pas non plus réussir à tromper. La couleur de son visage n'est pas changée (elle ne le serait que si le prétendu malade avait retenu pendant longtemps sa respiration, et que par conséquent s'il avait déterminé de la cyanose). Les modifications respiratoires n'existent pas. La petitesse du pouls s'explique par un lien que l'on trouve souvent dans la cavité axillaire et qui comprime là une grosse artère. La sécrétion de la sueur déterminée chez le simulateur par les efforts et contractions musculaires, a commencé déjà dans la période précédente, ensuite l'émission du sperme manque toujours.

La *quatrième période est la période de stupeur.*

La coloration de la face fait place à une pâleur frappante. Le malade respire profondément, ses muscles sont relâchés, il se trouve dans un état de sommeil d'où il ne peut être tiré que lentement et difficilement.

Quelques minutes avant de se réveiller, il regarde avec honte et stupéfaction autour de lui, se plaint de maux de tête et de sensations douloureuses dans le ventre et les membres. Il est épuisé, abattu, sans souvenir aucun de ce qui s'est passé.

Pendant un certain temps, il conserve de la confusion dans les idées et une certaine excitation.

Le simulateur présente un tout autre tableau. Après son accès, il paraît presque content de lui-même et du résultat obtenu.

De l'hébétude, de la somnolence et de l'épuisement, il n'en présente point. En général il regarde furieusement

autour de lui, s'informe des détails de son accès et se
plaint amèrement des douleurs qu'il a supportées et des
sensations cruelles qu'il a ressenties. La coloration de la
face, le pouls, les sécrétions, ne présentent rien d'anormal.

A côté de ces signes empiriques, on a recommandé
encore d'autres moyens scientifiques, pour reconnaître
l'épilepsie véritable de la fausse épilepsie, quand l'accès
est passé depuis longtemps. Le moyen le plus sûr et le
plus facile à employer, est l'examen chimique de l'urine
dans laquelle on trouve,. même plusieurs heures après
l'accès, de l'albumine.

Ce moyen, je dois le recommander et insister sur ce
fait, que dans presque tous les cas d'épilepsie véritable,
j'ai toujours constaté de l'albumine, même lorsqu'il n'y
en avait que des traces !

La force et l'action de la pression sanguine sont, dit-on,
caractéristiques dans l'épilepsie.

A. Voisin (*De l'épilepsie simulée et de son diagnostic par
le caractère sphygmographique du pouls*) attache une
grande importance aux résultats qui sont fournis par le
sphygmographe de Marey. Les résultats sphygmogra-
phiques doivent être caractérisés dans l'épilepsie réelle
par des courbes très prononcées, et des lignes ascen-
dantes d'une grande hauteur et d'un dicrotisme très
marqué. Cette particularité démontrerait que les accès
épileptiques réels produisent de grands désordres dans
la circulation artérielle.

Je n'ai pas fait ces expériences, et les résultats obtenus
par cet appareil ne me paraissent pas en état d'être
jugés, même en faisant abstraction des difficultés de

l'application du sphygmographe sur les artères d'un malade toujours en mouvement avant et après l'accès, et de l'échec certain des constatations auxquelles on se livre sur un simulateur.

Le chloroforme a été regardé par quelques médecins comme un moyen diagnostique précieux. Respiré par un épileptique vrai jusqu'à anesthésie complète, il devait toujours provoquer un accès. Je n'ai pas employé le chloroforme, et je ne crois pas devoir engager à l'essayer. Personne, en effet, ne peut assumer la responsabilité des suites quelquefois funestes de l'anesthésie.

Comme je l'ai déjà dit, l'on ne doit faire usage pour établir le diagnostic, d'un moyen aussi héroïque que le chloroforme, que dans les cas où il ne peut en résulter que des avantages pour le malade, mais jamais chez un épileptique suspect dont la maladie s'accroîtrait violemment, si elle existait réellement.

Beaucoup moins dangereux, mais certes beaucoup plus incertain aussi, est le procédé qui consiste à passer un aimant sur l'épileptique à la seconde période. Chez l'épi-pileptique réel, les courants magnétiques appliqués à l'épigastre doivent diminuer et calmer les convulsions.

Le simulateur au contraire croit devoir augmenter encore ses convulsions, lorsqu'on promène l'aimant froid sur son épigastre.

L'ophthalmoscope jouit d'un certain crédit dans la découverte de quelques maladies cérébrales jusqu'alors cachées et inaccessibles. Rien de plus naturel par conséquent que de lui demander aussi secours pour démasquer les défenseurs de la patrie qui simulent l'épilepsie. Avec l'aide de l'ophthalmoscope, on est en état maintenant

d'observer sur la rétine des épileptiquesréels les pulsations de l'artère centrale ; les veines de la rétine sont
aussi la plupart gorgées de sang et flexueuses, particularité qu'on ne trouve pas chez le simulateur.

Tous ces symptômes et tous ces moyens que nous venons de rapporter n'ont pas la même importance. Quelques-uns ne sont pas sûrs, d'autres demandent encore
vérification. Mais il est de la plus haute utilité que le
médecin observateur soit familiarisé avec eux, ou au
moins qu'ils ne lui soient pas inconnus. Lorsqu'on se
trouve en face d'une maladie aussi compliquée, si bien
étudiée et si souvent alléguée par les simulateurs, l'on
ne peut avoir à sa disposition assez de symptômes objectifs, assez de méthodes et assez de moyens capables
de déjouer tous les plans de ceux qui ont la lâcheté d'en
faire usage pour se soustraire au service militaire.

CHAPITRE VIII

PARALYSIES

Lancisi parle de criminels condamnés à mort, qui feignaient la mort pour échapper à l'exécution de leur condamnation. Gordon Smith raconte le même fait d'un soldat qui pouvait faire le mort avec une habileté particulière.

Vidocq connaissait un prisonnier qui, pour être mieux traité, imitait si bien les apparences de la mort, qu'on le laissa pendant deux jours aux fers, alors qu'il était réellement mort, parce que l'on croyait qu'il simulait. Si ces faits sont réellement vrais, il est possible certainement aussi que des militaires essaient de simuler des paralysies et des hémiplégies, pour se faire dispenser du service militaire.

Parmi les nombreux cas observés de simulation de paralysie partielle ou totale, nous allons rapporter le suivant : « Devant un conseil de révision auquel assistait le célèbre médecin militaire français Percy, on présenta un conscrit dont la paupière supérieure était paralysée, et dont la bouche était déviée à droite. La salive lui coulait par la commissure droite, les bras pendaient flasques le long de la cavité thoracique ; la main droite était tordue, le pouce droit serré, la marche était chancelante, vacillante et seulement possible à droite dans un demi-cercle.

Les yeux fermés, il ne pouvait pas marcher du tout, et tombait. Comme cause de cette maladie, on racontait que le malade avait été précipité d'une grande hauteur sur la partie droite de la tête, que son état avait inspiré un instant des craintes sérieuses, et que le malheureux avait été sur le point de trépasser. Le conseil de révision le déclara impropre au service. Au moment où on lui communiqua cette décision, ce jeune homme se trahit en souriant malignement à sa mère. La commissure déviée revint à sa place normale, en même temps que le bras paralysé reprenait tous ses mouvements. »

Marshall (*Hunts to joung médical officiers*) raconte aussi qu'un soldat simula pendant deux ans une paralysie complète des membres inférieurs avec une ténacité incroyable. Il résista à tous les examens sans se trahir et sans se déconcerter. Parmi les épreuves différentes auxquelles il fut soumis, se trouvait la suivante : On l'enferma dans une petite chambre, et l'on mit au-dessus de sa tête une planche garnie de provisions de bouche de toutes sortes ; cette planche était placée de façon à ce qu'il ne pût l'atteindre qu'en se levant sur ses pieds. Lorsqu'on vit qu'après quarante-huit heures, les provisions n'avaient pas été touchées, l'on pensa devoir suspendre l'expérience. On le réforma, et on le renvoya en Angleterre. Avant que le navire ne soulevât les voiles, il s'y déclara le feu. Tous les voyageurs sautèrent dans les barques, et quand ils arrivèrent au rivage, on les passa en revue. L'on fut très étonné de remarquer parmi eux, le fameux paralytique qui avait sauvé non seulement sa personne, mais ses biens, ses effets et ses malles. Il fut renvoyé immédiatement, avec une recommandation particulière, à son régiment où il fut soigneument surveillé.

Il est hors de doute que la publication de cas aussi malheureux pour les simulateurs que le précédent ait pu empêcher la simulation de paralysies étendues. Mais la publicité a encore un autre but, celui d'empêcher la violation du droit !

Si aujourd'hui les paralysies totales ou partielles sont moins simulées, il faut reconnaître d'un autre côté que l'on voit plus souvent imitées ou simulées des paralysies périphériques, spinales ou trophiques. Les soldats qui ont en horreur le service militaire s'y prennent prudemment maintenant ; ils circonscrivent le champ de leurs souffrances, et placent le siège de leur paralysie ou de leur anesthésie habituellement dans les membres inférieurs ou supérieurs, dans le siège de la parole ou des organes des sens, ou dans tout ce qui s'y rattache. Comme étiologie, on allègue en général une chute sur la tête ou sur la colonne vertébrale d'une hauteur élevée, des blessures que l'on a supportées, des maladies graves que l'on a faites, de nombreux efforts, des fatigues, des refroidissements, des insolations, l'emploi de caustiques, de poisons

métalliques ou narcotiques, souvent aussi de mauvais
rêves. Dans aucune maladie, l'examen détaillé, minutieux
et profond n'a autant d'importance que dans les paralysies prétextées. Car l'on se heurte, surtout au début des
maladies, à des difficultés qui réclament toute l'attention
du médecin expert.

Le développement successif, presque insaisissable de la
maladie, présente parfois de légers symptômes inappré-
ciables, qui échappent souvent facilement dans un examen
superficiel. Aussi il est indiqué d'envoyer toujours
à l'hôpital, pour y être observé, un conscrit ayant des
symptômes paralytiques. Là il sera débarrassé de tous ses
vêtements, examiné hors du lit et dans le lit, levé et couché ; on le fera marcher les yeux ouverts et fermés. On
lui fera exécuter différents mouvements qu'on étudiera,
sans négliger surtout les mouvements réflexes. L'état
des muscles aussi bien dans les parties paralysées que
dans les parties saines, leur contractilité, la température
de ceux-ci et de ceux-là, le sens du toucher et le
sens local, l'excitabilité par les courants électriques,
la prétendue douleur locale et irradiée, les contractures existantes, les tremblements et les convulsions
doivent être examinés de très près. Pour cette étude, il
faut avoir à sa disposition de sérieuses connaissances
anatomiques et physiologiques. Tous les symptômes devront être jugés avec la logique la plus sévère ; les conclusions et les conséquences devront être posées simplement, sûrement, et sans arbitraire aucun.

Quoique un des grands névropathologistes allemands,
encore en vie, le professeur Erb, reconnaisse l'examen
objectif des paralysies comme pénible et difficile, et

regarde les symptômes subjectifs comme très souvent indéterminés et équivoques, l'on peut cependant, en étudiant les règles que nous avons établies précédemment, arriver à un résultat juste. A cette occasion, il faut bien dire que ces observations et ces recherches doivent être continuées avec patience, parce que nulle part mieux qu'ici le proverbe : « La patience, triomphe de tout », ne trouve sa confirmation. Il n'est donc pas invraisemblable de penser que le simulateur se fatiguera plus vite que le médecin patient, et opérant d'après des principes humains et scientifiques.

Nous allons passer brièvement en revue les différentes paralysies et anesthésies, qui se présentent chez le soldat, les considérer d'après leurs causes, et faire connaître les moyens de les distinguer.

1° *La paralysie de l'iris* ou de quelques-unes de ses fibres n'est pas un symptôme que l'on voit rarement chez les conscrits. Vu l'irritabilité particulière de cet organe riche en nerfs, cela ne doit pas paraître étonnant. La syphilis, la scrofule, le rhumatisme produisent assez souvent une inflammation de l'iris, et consécutivement une paralysie de l'iris caractérisée par une dilatation de la pupille.

La dilatation de la pupille est produite par un état paralytique de la rétine, du nerf oculo-moteur, de la première branche du trijumeau, de la cinquième paire nerveuse, par des contusions profondes de l'orbite, par des compressions cérébrales déterminées par des hémorrhagies, des néo-formations, un abcès, des épanchement dans les ventricules, par une influence du sympathique ou par certains narcotiques tels que l'atropine. L'atropine est précisément employée pour produire une dilatation pupillaire et faire croire à une maladie grave. Ce subterfuge est mis en usage fréquemment par un grand nombre de conscrits.

La dilatation pupillaire artificielle disparaît chez le malade par le repos, au bout de quelques jours. Elle est facile à reconnaître par l'absence d'une autre maladie grave, appréciable, et parce que la plupart du temps la pupille est dilatée régulièrement et également dans les deux yeux. Dans une maladie nerveuse, sérieuse, les pupilles sont seulement partiellement et surtout inégalement dilatées ; ensuite elles prennent une forme ovale ou angulaire. Dans la paralysie de l'oculomoteur, il y a en même temps paralysie de la paupière supérieure ; dans une dilatation pupillaire artificielle, elle manque. Dans une affection de la cinquième paire, l'on voit, il est vrai, une dilatation considérable de la pupille, surtout du côté de l'angle de l'œil, mais la pupille est immobile, tandis que dans une paralysie simultanée du nerf optique et de la rétine, l'examen ophthalmoscopique vient donner la solution du problème. Au reste un papier de Calabar suffit pour rétrécir la pupille, épreuve qui n'est couronnée de succès que chez le simulateur.

2° *La paralysie des paupières (blépharoptose)* est une maladie que les soldats allèguent assez souvent, et dont j'ai observé moi-même plusieurs cas de simulation.

Une fois, sous prétexte de photophobie, on avait bandé les yeux plus qu'il n'était nécessaire avec une bande que l'on avait serrée fortement. Une autre fois, l'œil était collé avec une pommade contenant de l'amidon. De cette façon il se produit souvent un relâchement des muscles de l'œil, et de l'œdème qui empêche les mouvements des paupières. Cet œdème trahit précisément la ruse. De plus, en soulevant et en laissant tomber ensuite la paupière prétendue paralysée, l'on sent à ne pas s'y tromper, la résistance du muscle orbiculaire, sensation qui n'est pas habituelle dans le ptosis véritable où la paupière retombe sur l'œil par son propre poids, molle et inerte. Le plus fréquemment, ce sont les paralysies de la paupière supérieure qui sont alléguées. Dans une paralysie réelle de la paupière supérieure, le malade porte la tête haute et penchée en arrière, les lignes palpébrales rayonnées qui entourent l'œil sont totalement ou partiellement enlacées; et si on les compare à celles de l'autre œil, elles sont très peu accentuées. Si l'on fait regarder à un paralytique suspect un point situé à une certaine hauteur, sa paupière supérieure dans tous les cas suivra les mouvements du globe oculaire, parce que les mouvements d'élévation de la paupière supérieure, comme ceux du droit supérieur, sont dus aux mêmes faisceaux nerveux de l'oculo-moteur commun. Les mouvements s'exécutent en même temps et sont indépendants de la volonté.

Si le paralytique est éveillé subitement, il tient la paupière paralysée fermée. Si l'on ouvre la fente palpébrale, l'on constate un strabisme appréciable. Le simulateur au contraire aura la paupière complètement fermée pendant le sommeil, et si on le réveille subitement, il les ouvrira et les écartera parfaitement.

3° *Les paralysies des muscles de l'œil* existent fréquemment dans les attaques apoplectiques, dans les méningites de la base, dans le tabes dorsalis, dans la syphilis et la maladie de Basedow, et se présentent très rarement dans les affections rhumatismales en général. On reconnaît ces affections par le diagnostic différentiel basé sur les autres, symptômes, et les causes étiologiques.

4° *Les paralysies de la face* sont rarement dues chez le soldat à des affections intramédullaires. Plus souvent elles sont consécutives à l'action du froid sur le corps en sueur ; et dans les contrées à malaria, elles ne sont pas fréquemment le résultat de fièvres larvées. Le champ de la paralysie est circonscrit, et n'atteint habituellement qu'une moitié de la face. Du côté paralysé, l'œil sans cesse larmoyant ne peut se fermer ; l'expression grimaçante de la figure est frappante, et la bouche est tordue. Les muscles paralysés ne réagissent pas également sous l'influence de l'excitation galvanique. On constate une déviation de la luette, un écartement du voile du palais de la ligne médiane, des troubles dans l'audition et dans le sens du goût ; souvent aussi on voit un gonflement de la moitié paralysée.

Par ces symptômes qui ne peuvent être simulés, il est facile, après un examen complet, de reconnaître, lorsqu'elle se présente, cette affection parfois si rebelle.

5° *Les paralysies des extrémités* sont de toutes les paralysies celles qui sont le plus alléguées par les soldats qui viennent la plupart du temps se plaindre de douleurs, souvent aussi de picotements, fourmillements, d'anesthésie dans les parties atteintes, de pesanteur et d'immobilité dans ces mêmes parties. Les causes invoquées sont en général des rhumatismes, des rêves, des poisons métalliques et des maladies débilitantes. De même que les influences rhumatismales et le froid, de même les moyens produisant le froid diminuent et vont même jusqu'à abolir la sensibilité des parties périphériques et des corpuscules de Pacini et de Vater. C'est ce qu'on remarque en effet chez les laveuses.

J'ai observé moi-même plusieurs cas de paralysie des membres chez des soldats qui avaient été complètement mouillés. Ces faits se sont présentés plusieurs fois chez des cavaliers qui avaient pris un abri dans des écuries mal installées et qui avaient leur lit dans le voisinage de la porte ou de la fenêtre. Ces maladies disparaissent rapidement après un traitement approprié.

Comme instruction, il faut méditer ce cas de Rosenthal, tiré de son livre sur l'électrothérapie : « Un jeune soldat, chargé d'un sac qui était lourd, se dirigea en courant vers la gare pour tâcher de prendre le train. Il était couvert de sueur lorsqu'il arriva. Mais il manqua néanmoins le train. Le soir même sa jambe était engourdie ; le lendemain l'autre le fut aussi. Le troisième jour le tronc était insensible, et le patient ne sentait plus le plancher. Lorsqu'il entra à l'hôpital, il ne pouvait plus du tout soulever le tronc et les extrémités seulement très peu. La surface cutanée et toutes les muqueuses soumises à l'examen étaient anesthésiées ; dans les extrémités inférieures il existait de l'analgésie et une sensation de froid. Le visage était immobile comme un masque, et la parole à peine intelligible ; les paupières à moitié abaissées ne s'ouvraient pas, et se fermaient encore moins. La respiration ne s'exécutait qu'à l'aide du diaphragme, les muscles intercostaux étaient immobiles et les battements du cœur réguliers. L'état que nous venons de décrire dura cinq jours. Après l'emploi de bains de vapeur et de l'électricité, la sensibilité et la mobilité reparurent.

Des faits semblables, ayant pour origine le froid, furent observés dans les hôpitaux militaires. Un traitement rapide amena facilement une guérison prompte.

Graves et pleines de dangers sont *les paralysies*, heureusement rares, qui ont pour origine des blessures ; ces paralysies doivent appeler toute l'attention du médecin militaire. Dans ces derniers temps, plusieurs médecins américains, Mitchell, Morchouse et d'autres, ont fait connaître, après la guerre de la Sécession, des cas intéressants de blessures par armes à feu, qui ont amené des paralysies, *appelées réflexes,* dans diverses parties du corps avec lesquelles elles n'avaient que des rapports indéterminés.

Leyden, dans son *Traité des maladies de la moelle épinière*, a publié d'autres cas encore ; et dans le numéro de juin 1876 de la *Gazette médicale militaire*, ces faits ont été réunis, et le nombre en a même été augmenté.

Parmi eux, nous extrayons les suivants :

Le 18 août 1870, une blessure pénétrante par arme à feu du poumon droit, a déterminé immédiatement une contracture des quatrième et cinquième doigts de la main droite, et le 11 octobre, un amaigrissement de la main droite avec une atrophie considérable persistante de l'abducteur du pouce et du petit doigt. Après une fracture de cuisse, située bien au-dessus du genou, il se produisit une contracture des quatrième et cinquième orteils et un pied varus. Enfin, après une blessure par arme à feu, de la hanche gauche, le 14 août 1870, il survint, le

1ᵉʳ mai 1878, une hémiplégie gauche sans trouble de l'intelligence.

Une telle succession de faits est propre certainement à exciter à un haut degré l'intérêt du médecin militaire, et à montrer l'importance des blessures du corps. Elle a, en outre, un intérêt surtout pratique pour l'examen de l'inaptitude au service militaire et des demandes de pensions pour blessures.

Evidemment, il faut employer dans ces cas tous les moyens possibles de diagnostic. Devant la fréquence des simulations de paralysies, d'anesthésies des membres, il ne paraît pas superflu d'indiquer les moyens diagnostics que l'on a à sa disposition et qui sont recommandés par l'expérience. Puisque dans les paralysies, qu'elles soient d'origine spinale ou cérébrale, il se manifeste avant tout un trouble de la motilité, il faut toujours examiner ce trouble de motilité dans tous les sens. Il faut que l'état des muscles qui président aux mouvements de la partie atteinte soit examiné de très près ; et, non seulement ces muscles, mais encore leurs antagonistes doivent participer à cet examen. Leur attitude dans la flexion et l'extension, la pronation, la supination et la rotation, donne en général la mesure de la capacité des membres supérieurs, de la main et des doigts, pour lever, étendre, fléchir, tourner, coudre et écrire ; et la mesure de celle de l'appareil moteur pour marcher, et de celle des orteils pour se plier, frétiller et sauter.

Un second symptôme très important, qu'il ne faut jamais oublier, est l'insensibilité localement circonscrite. Cette insensibilité ne manque presque jamais dans la paralysie. Aussi, comptant sur cette insensibilité, beau-

coup de simulateurs racontent qu'ils ont une extrémité
ou certaines parties seulement de cette extrémité insensibles à la pression et à la température.

Souvent même ils arrivent à supporter des douleurs
violentes sans témoigner de réaction et, l'héroïsme des
simulateurs vient quelquefois en effet déjouer toutes
les tentatives faites pour arriver à démasquer l'insensibilité. Mais il est plus facile de se renseigner sur l'existence de la perception, du tact et de la température. Le
principe de cette recherche nous a été fourni par la loi
psycho-physique mise en lumière par E.-H. Weber et
Fechner, principe sur lequel repose le *Traité pratique de
diagnostic de la simulation des paralysies sensorielles* du
médecin en chef, docteur Max Burchardt (Berlin 1875).
D'après la méthode qu'il recommande, on utilise deux
imperfections de l'organisme humain : d'abord son impossibilité de localiser exactement les sensations, et son
impossibilité de réfléchir dans un temps aussi court que
de vouloir.

Nous allons rapporter brièvement la méthode de
Burchardt. Supposons que le sujet à examiner ne sente
rien jusqu'au-dessus du genou. Pour vérifier l'exactitude de cette déclaration, l'on découvre complètement
la jambe atteinte, et l'on marque avec un crayon coloré
les limites précises qui séparent la partie sensible de la
partie dépourvue de sensibilité. On ferme alors au sujet
que l'on examine les yeux, qui jusqu'à présent lui avaient
servi à contrôler les limites d'insensibilité qu'il avait
fixées. Comme sur la rotule, il faut un espace de plus
de 3 cent. 5 mill. pour que deux pointes de compas soient
senties isolément, et que dans un espace moindre la sen-

sation d'une seule existe seulement, le simulateur est par conséquent hors d'état de savoir si un doigt qui touche, et qui couvre la peau 2 centimètres au-dessus ou 2 centimètres au-dessous des limites, doit être senti ou non. Il ne tardera pas à arriver que le simulateur, contredisant ses premières indications, après plusieurs examens, déclare sentir au-dessus et au-dessous des limites qu'il a déterminées. Alors, on le laisse voir et on lui fait remarquer qu'il a parfaitement senti dans l'espace qu'il disait anesthésié. On fixe ensuite une nouvelle limite située bien plus bas, êt l'on recommence l'expérience décrite plus haut, jusqu'à ce qu'on arrive aux orteils. De cette façon, on achève la démonstration de la simulation d'une paralysie de la sensibilité. Cette démonstration est sûre, parce que tout individu qui n'est pas simulateur saura invariablement maintenir les limites d'anesthésie qu'il a indiquées au début.

La deuxième expérience du docteur Burchardt, qui consiste à utiliser l'impossibilité de l'individu de réfléchir aussi vite que de vouloir, peut être vérifiée en faisant mouvoir de côté et d'autre le doigt aussi vite que possible. Il est impossible, en effet, d'avoir conscience de chaque mouvement isolé.

Si, par exemple, la cuisse droite est déclarée insensible jusqu'au genou, on laisse à découvert, pendant l'examen, la plus grande partie de la jambe et du bras de l'individu suspect, et on lui recommande de lever l'indicateur droit chaque fois qu'on touchera la peau. On oblige ainsi celui qui doit être examiné à une rapidité de mouvements très grande, à condition toutefois qu'on lui montre sur un autre individu que l'élévation du doigt

peut s'en suivre momentanément. Cet exercice doit être
fait d'abord les yeux ouverts, puis les yeux fermés, et
l'élévation rapide du doigt méthodiquement pratiquée.
Ensuite les attouchements devront être faits à des intervalles variables. Puis lorsque l'individu suspect sera
rompu à ces exercices, l'on touchera les parties prétendues dépourvues de sensibilité. Si le doigt se lève aussitôt, il est certain que nous avons affaire à un simulateur;
si le doigt, au contraire, reste immobile il est certain
que nous sommes en présence d'un individu privé de
sensibilité.

C'est pourquoi les attouchements doivent être modérés,
et ne pas se succéder précipitamment, afin qu'on ne puisse
pas objecter que l'élévation du doigt a eu lieu encore
pendant l'attouchement. Burchardt recommande aussi
de ne jamais laisser voir qu'on a reconnu la simulation,
de poursuivre au contraire tranquillement l'opération, et
d'exécuter des attouchements jusqu'à ce que l'on soit
arrivé à obtenir plusieurs fois du simulateur surpris et
embrouillé, l'élévation du doigt après des attouchements
dans les parties soi-disant dépourvues de sensibilité. Si
l'on néglige cette précaution et que l'on veuille jouir
d'un triomphe prématuré, il peut arriver que le simulateur prenne toujours dans la suite le temps de réfléchir
s'il doit lever le doigt ou non.

L'état de la température dans les parties paralysées est
connu pour l'hémiplégie et la paralysie ; et même avec
une sensation subjective de froid, le thermomètre décèle
dans le membre paralysé une élévation de température de
1 degré et presque 2 degrés sur la température axillaire
normale. Dans les anesthésies ou les paralysies n'ayant

pas une origine centrale, cette différence de température n'existe pas. Il ne suffit pas dans bien des cas d'essayer seulement la puissance motrice des muscles, il faut encore étudier leur sensibilité, leur puissance calorifique et le degré de trouble qui existe dans leur nutrition et dans leurs fonctions. Il ne faudra pas aussi oublier que l'action musculaire ne résulte pas simplement de la volonté, mais encore de la direction qu'elle reçoit du sens de la vue. Ainsi on pourrait trouver un malade véritable à qui il serait possible de diriger, les yeux ouverts, les mouvements musculaires de ses membres, tandis que les yeux fermés il perdrait la sensation de la résistance, parce qu'il lui manquerait le sens musculaire ou le sens de l'activité musculaire.

Dans ce cas, le siège de l'affection réside la plupart du temps dans le cerveau ou la moelle, et il existe alors d'autres symptômes qui nous font reconnaître la maladie.

L'état paralytique est caractéristique, et se reconnaît au moyen de la contractilité électro-musculaire. Ce dernier moyen est un réactif sûr ; il établit une différence entre la paralysie et l'anesthésie vraies, la paralysie et l'anesthésie simulées. C'est surtout l'excitation faradique que l'on doit employer, et c'est par elle que l'on obtient les meilleurs éclaircissements sur l'attitude des nerfs et des muscles soumis à l'action d'un courant électrique. Dans les paralysies d'origine centrale elle est intacte, tandis que dans les paralysies périphériques elle devient un peu plus difficile à produire, à cause du trajet souvent irrégulier des nerfs ou de leurs anostomoses, ou est affaiblie ou diminuée, et quelquefois même entièrement supprimée. Nous ne trancherons pas la question de savoir si les courants faradiques ou les courants constants sont plus avantageux, mais nous devons remarquer que pour le résultat que nous voulons atteindre, les courants induits remplissent mieux le but.

Pour les membres, il est important d'électriser les points moteurs des nerfs, parce que par ce moyen la contraction des muscles isolément devient plus sûre et plus apparente. Au reste, ces particularités sont très connues des électro-thérapeutistes. Pour mémoire, nous allons brièvement résumer ces quelques connaissances électro-thérapeutiques.

Pour les extrémités supérieures, ces points moteurs sont assez superficiels. En supposant des connaissances anatomo-physiologiques parfaites, des excitateurs légers semblent seulement nécessaires parce qu'on peut arriver au moyen des données anatomiques à isoler de leurs plexus plusieurs branches nerveuses.

Le plexus brachial, avec ses branches pour l'omoplate (points moteurs au-dessous et en dehors de la clavicule) et les nerfs cutanés de ce plexus surtout les nerfs cutanés, interne, externe, moyen du bras, dans le sillon bicipital, ensuite les nerfs musculaires, les nerfs axillaire, radial, médian au tiers inférieur de l'humérus, puis au-dessus du poignet et du cubitus, dans le sillon qui existe entre l'olécrane et le condyle interne de l'humérus, avec leurs divisions branches et rameaux, ont surtout pour nous une grande importance.

A la cuisse et aux membres inférieurs, les points moteurs sont situés un peu plus profondement, et sont recouverts d'une couche graisseuse assez épaisse ; mais ils sont nombreux, très facilement accessibles à l'aide d'un courant puissant. Ceux qui nous intéressent sont les suivants : le plexus lombaire avec son nerf fémoro-cutané antérieur externe, et le nerf crural qui se trouve très superficiellement sous le ligament de Poupart ; ensuite le nerf obturateur, puis le plexus sacré et celui de la hanche avec le nerf fémoro-cutané commun postérieur, le nerf sciatique dont le point moteur se trouve au milieu de l'espace qui existe entre le grand trochanter et la tubérosité ischiatique, le nerf tibial comme continuation du nerf précédent est situé superficiellement au jarret, et est très précieux pour la faradisation des muscles du jarret, de la jambe, du pied et surtout de la plante du pied. Quant aux muscles plantaires et aux orteils, leur point moteur est accessible à la malléole interne entre le bord interne du tibia et le tendon d'Achille. Enfin nous ne pouvons passer sous silence le nerf péronier, qui est la continuation poussée plus loin du nerf ischiatique. Il fournit superficiellement des branches aux genoux, à la jambe, et plus profondément des branches plus petites au dos du pied. Son point moteur se trouve au côté externe du jarret et à la tête du péroné.

Quelque utiles que soient les points de repère qui nous sont donnés par le courant électrique pour démasquer le simulateur, il faut reconnaître cependant que ce courant électrique est toujours sous la dépendance de la volonté. Suivant le professeur Tomsa, nous possédons un autre système nerveux très actif indépendant de la volonté subjective, c'est le système vaso-moteur. A l'état d'excitation, il détermine d'abord la contraction des fibres musculaires, des vaisseaux et puis il agit aussi sur le diamètre transversal des artères.

Pour constater cette action, l'on se sert d'un levier enregistreur ou du sphygmographe. Tomsa eut à s'applaudir de ce procédé, et de son mode opératoire dans le cas suivant qu'il cite dans la *Gazette de Médecine militaire* de 1864, n° 3 :

« Je me trouvais, écrit-il, en présence d'un homme qui, depuis plusieurs mois, était soupçonné de simulation. Il se plaignait d'une diminution de la sensibilité et de la mobilité dans le bras gauche. Il alléguait comme étiologie de cet état, une fracture de l'avant-bras dont on ne pouvait plus découvrir la moindre trace.

« Sans m'arrêter à écouter d'autres renseignements subjectifs, j'étudiai l'état objectif. Je trouvai comme différence avec le bras droit un léger amaigrissement de l'avant-bras, une couleur livide et une diminution de la température du côté de l'extension, une augmentation de température appréciable et un gonflement dans la paume de, la main; ces mêmes symptômes existaient, mais moins prononcés sur le dos de la main; on remarquait enfin une sueur profuse couvrant tout le bras. En touchant les extrémités nerveuses au moyen d'un électro-moteur magnétique, on constatait une légère diminution de la sensibilité de la main et de la moitié inférieure de l'avant-bras, ayant des limites nettement accentuées vers le haut. Le système musculaire sans exception répondait à l'excitation d'un courant d'induction. Les symptômes objectifs mentionnés précédemment et présentés par le bras gauche, symptômes qui habituellement, le gonflement et l'augmentation de température au moins, disparaissent avec les autres manifestations paralytiques chez les chiens opérés, lorsque le plexus brachial a été coupé, m'engagèrent à demander au sphygmographe un moyen de contrôle plus complet et plus sûr.

« Je me procurai d'abord, pour pouvoir établir plus tard la comparaison, la courbe normale du pouls de l'artère radiale droite; elle me donna le tracé habituel. Elle représentait au début une ascension subite, puis une descente brusque et avant de devenir uniforme, la courbe marquait la dicrotie habituelle. D'après Chauveau, ce dernier symptôme est produit par une ondée sanguine refoulée par les valvules semi-lunaires de l'aorte.

« D'autre part, on figura la courbe du pouls produite par l'artère du bras paralysé.

« La modification dans le coefficient d'élasticité de la paroi artérielle et dans le degré de force du courant sanguin ne fournit, seulement au début, qu'une ascension lente et graduelle. Puis la courbe resta un certain temps à une hauteur égale, pour devenir ensuite polychrote et descendre peu à peu. »

Le professeur Tomsa explique ce fait comme il suit :

« La circulation dans l'organisme animal arrive, comme on le sait, à ce résultat, que la transmission rythmique du sang du système veineux dans le système artériel se transforme en un courant continu du système artériel dans le système veineux. Cette transformation de ce courant rythmique en un courant continu est sous la dépendance de l'élasticité des vaisseaux artériels ; et, à l'état normal, cette différence de tension entre le courant artériel et le courant veineux atteint une telle puissance, que pendant le laps de temps qui sépare deux systoles, elle arrive à pousser juste autant de sang à travers les capillaires que chaque systole en répand dans le système artériel.

Cette différence de tension normale et persisante entre le système artériel et veineux, et le courant sanguin continu à travers les capillaires, qui lui est propre, ne pourront se maintenir avec une intensité égale qu'autant : 1° que les résistances (capillaires et vaisseaux afférents) qui doivent être surmontées, et 2° que la différence de tension des résistances (artères et vaisseaux) établie précédemment restent constantes. La paralysie des nerfs vaso-moteurs change ces deux conditions : par une dilatation subite de l'artère intéressée, les résistances sont diminuées. En d'autres termes, il faut, après qu'une paralysie s'est déclarée, que la résistance partielle qui était représentée par le frottement contre les parois de l'artère saine, et qui maintenant a diminué à cause de l'augmentation du diamètre transversal, soit déduite de la somme entière des résistances. Le sang en conséquence progressera vers les capillaires avec une force de tension plus grande, parce que auparavant dans le canal artériel il était forcé de convertir en chaleur, par le frottement intérieur, une bien plus grande quantité de tension. L'augmentation du diamètre transversal de l'artère paralysée permet aussi dans l'unité de temps, l'issue du canal artériel d'une quantité de sang plus grande. C'est ainsi qu'après une paralysie vaso-motrice, la quantité de sang contenue dans la région des vaisseaux artériels dépasse de beaucoup celle contenue dans les vaisseaux intacts. Cette dernière particularité explique pourquoi la faible ascension de la courbe n'indique qu'une dilatation presque insignifiante de la paroi artérielle, quoique l'on eût pu s'attendre à un résultat contraire. L'état de dilatation du calibre artériel entretenu par une grande quantité de sang, explique cette contradiction apparente.

En se basant sur ces considérations, Tomsa réussit à établir dans un cas spécial, le diagnostic d'une paralysie des extrémités, et fit ainsi disparaître le soupçon de simulation qui existait depuis longtemps contre un malade. En s'appuyant sur l'autorité du grand physiologiste Tomsa, l'on peut dire maintenant que l'examen avec le levier enregistreur fixe d'une façon concluante le diagnostic de la paralysie. Nous n'avons pas d'observation personnelle de l'emploi du sphygmographe à présenter en ce moment, pour confirmer les résultats que nous venons de faire connaître ; Boisseau, en France, a répété les expériences du professeur Tomsa, mais il ne les a pas trouvées concluantes. D'après lui, l'on possède, dans les moyens d'exploration que nous avons déjà mentionnés, des indications sûres de diagnostic, qui permettent toujours de distinguer les paralysies simulées ; et l'on peut se passer autant du sphygmographe que du dynamoscope présenté par le docteur Collonges (de Vichy), qui fait percevoir en l'état de santé, surtout dans les doigts, un double bruit, lorsque l'on exécute un mouvement. Ce bruit serait unique dans un membre paralysé.

Parmi les causes qui sont susceptibles de déterminer une paralysie des membres et qui sont assez souvent alléguées par les malades, il faut compter les empoisonnements par les métaux tels que le plomb, le mercure, l'arsenic, et enfin l'empoisonnement syphilitique. Nous avons parlé de l'empoisonnement par le plomb dans un autre chapitre. Ici nous rappellerons seulement que dans cette affection, tous les muscles d'une extrémité ne sont jamais atteints, que, la plupart du temps, il n'y a que les muscles extenseurs qui sont paralysés et que le membre affecté se trouve dans une demi-flexion. Des symptômes généraux indiquent aussi l'existence de cette maladie; en outre, il se produit une diminution, quelquefois même un abolition complète de la contractilité électro-musculaire, ce qui n'existe jamais chez les simulateurs, qui imitent plus facilement et plus souvent d'autres symptômes que celui-là, bien qu'il ne leur soit pas inconnu que de nos jours la facilité de l'empoisonnement plombique leur est offerte par les conduits où passent les eaux dont ils font usage journellement. La syphilis présente aussi, dans le cortège des différents cadeaux et des différentes surprises dont elle gratifie l'individu qui en est atteint, des états paralytiques. Il est nécessaire pour cela que la maladie ait acquis une certaine intensité et se soit annoncée auparavant par d'autres manifestations spécifiques qui ne peuvent être méconnues, avant d'arriver à des affections organiques et à des paralysies.

Les symptômes présentés par l'arsenicisme ressemblent assez à ceux du saturnisme. Mais si le poison a déjà altéré la constitution matérielle des nerfs ou de la moelle épinière au point de déterminer des paralysies, l'on arrive à le reconnaître au moyen d'autres symptômes qui sauteront aux yeux. Dans ce chapitre, nous étudierons aussi peu ces symptômes que les manifestations graves, impossibles à imiter et faciles à reconnaître, des paralysies centrales et spinales, telles que l'hémiplégie, la paraplégie, l'ataxie locomotrice, le tabes dorsalis, etc., etc.

La paralysie de la vessie est une maladie très rare dans la jeunesse, et qui ne se produit à cette époque de la vie que dans des maladies graves. Mais on la rencontre fréquemment chez les conscrits et les soldats qui viennent se plaindre d'incontinence d'urine, de laisser écouler l'urine goutte à goutte, ou d'uriner au lit. Cette dernière affection, qui consiste la plupart du temps en une atonie ou une anesthésie des fibres musculaires de la vessie, est en réalité un mal cruel, ayant un retentissement fâcheux sur la santé lorsqu'il est poussé à un haut degré. Les malheureux qui en sont atteints répandent une odeur urineuse repoussante, et sont exposés aux railleries et au mépris de ceux qui les entourent.

Les douleurs, les excoriations et les abcès qui les poursuivent continuellement leur font prendre aussi la vie en horreur. Cette maladie n'afflige heureusement qu'un petit nombre de jeunes gens, car il y en a peu certainement qui, souffrant d'une maladie vésicale, pourraient surmonter le dégoût que l'existence leur inspirerait.

Quand la maladie existe réellement, l'urine s'écoule goutte à goutte, ou en grande quantité sans que jamais le malade ait conscience d'un besoin. L'urine a une odeur pénétrante, ammoniacale, une réaction alcaline et une action caustique sur toutes les parties du corps avec lesquelles elle est en contact. Non seulement les yeux et l'odorat, mais encore des excoriations aux bourses, la macération de l'épiderme à la partie interne des cuisses, de la balanite et même des abcès plus profonds viennent déceler la présence de cette maladie. Là où ces symptômes caractéristiques manquent ; là où les causes invoquées sont considérées comme des fables ; là où l'existence d'une maladie grave interne ou générale, d'une maladie de la moelle épinière, d'une lithiase, ou d'un obstacle mécanique dans la vessie et dans la prostate, du diabète ; là où l'usage intérieur de moyens diurétiques, etc., n'est pas établi ; lorsque le prétendu malade n'a pas honte de son affection, lorsque au contraire il s'en glorifie et l'étale souvent aux yeux des autres ; là enfin où le jet de l'urine décrit (ne serait-ce qu'un seul instant) une courbe, on est en droit de soupçonner une simulation. Notre premier devoir alors sera de convaincre le simulateur, et de lui faire perdre l'envie de persévérer davantage dans cette voie de mensonge dans laquelle il s'est engagé.

Dans les premiers temps on employait à cet effet des moyens intelligents, il est vrai, mais parfois aussi barbares. Nous allons les rapporter ici, mais ce sera pour les condamner, et nous laisserons au choix judicieux du médecin le soin d'employer, suivant les circonstances, celui qui conviendra. On appliquait au simulateur des moxas au périnée, on lui donnait de l'opium à haute dose et on le réveillait brusquement du sommeil dans lequel il était plongé pour le cathétériser ; on le faisait coucher sur la planche d'un lit de camp, et réveiller toutes les heures pour le conduire aux cabinets. On lui appliquait aussi une espèce de pince où de lien autour de la verge ; on le forçait de porter continuellement un urinal, et à faire son service avec lui ; on lui administrait plusieurs fois par jour une douche froide où on le plaçait encore dans un baquet d'eau froide. Ce dernier procédé fut souvent, dans ma pratique hospitalière, suivi d'un succès rapide. L'interruption du sommeil pendant la nuit avec la visite obligée aux cabinets, et l'excitation faradique du

muscle (*detrusor urinæ*) expulseur de l'urine de la vessie
et de l'urèthre, au moyen du procédé connu qui consiste à
appliquer un des conducteurs préalablement mouillés
dans la région vésicale, ou même à l'introduire dans
l'urèthre jusqu'à la vessie, et l'autre au sacrum ou dans
l'anus, me donnèrent aussi de bons résultats. On peut
enfin faire des injections sous-cutanées d'ergotine; et
quelques injections faites avec la mixture de Bonjean,
qui se compose de glycérine, ergotine et eau distillée
en parties égales, sont suffisantes souvent pour faire
disparaître la prétendue atonie vésicale.

Les contractions qui se produisent toutefois, après les
injections, sont assez puissantes généralement pour convaincre le simulateur de l'amélioration de sa maladie,
et de l'intention bien arrêtée du médecin d'employer tous
les traitements possibles pour le guérir radicalement de
l'affection dont il est atteint.

En vue des récidives probables ou possibles, il est une précaution
de la plus haute importance, selon nous, qui était mise en pratique
à l'hôpital militaire du Val-de-Grâce, dans le service de notre
ancien maître, le professeur Gaujot, et que nous ne saurions trop
recommander. Elle consiste à ne jamais laisser sortir le simulateur
sans qu'il ait déclaré par écrit qu'il est complétement guéri de son
infirmité, et qu'il ait signé cette assertion sur le talon de son billet
de sortie. Ce talon envoyé au corps le suivra et l'empêchera de
reprendre plus tard ses tentatives de simulation. Sans cette précaution, le soldat ne tarderait pas à se plaindre de nouveau d'incontinence d'urine, tâcherait de se faire envoyer dans un autre
hôpital, où, plus heureux peut-être, il obtiendrait un congé de
convalescence. (*Note du traducteur.*)

De même que l'incontinence d'urine, l'incontinence
des matières fécales est souvent aussi alléguée. Les ma-

tières fécales peuvent être colorées fortement en rouge par du sang que l'on aura obtenu par des blessures faites auparavant. L'exploration de l'anus, dont le sphincter se contracte sensiblement lorsqu'on introduit le doigt, donne bien vite des éclaircissements sur cette supercherie maladroite, qui disparaît aussitôt l'isolement du malade que l'on aura soin de soumettre en outre à une surveillance attentive et rigoureuse.

CHAPITRE IX

NÉVRALGIES

Céphalalgie. — Prosopalgie. — Névralgie de la nuque et des membres supérieurs. — Cardialgie. — Coliques. — Lumbago. — Ischialgie.

Dans le chapitre précédent, nous avons parlé des maladies simulées sous la dépendance du système nerveux moteur.

Dans les quelques pages qui vont suivre, nous parlerons de celles qui ont trait au système nerveux sensible. Il y a cependant, si l'on veut s'attacher seulement aux données expérimentales, des névralgies qui ne suivent pas exactement le trajet des nerfs. Ainsi, l'on rencontre chez les hystériques et les anémiques des douleurs violentes qui, sans point douloureux bien appréciable, ont des sièges où n'existent point de faisceaux nerveux sensibles et qui ne reposent surtout sur aucune base anatomique. Ces douleurs sont vagues, occupent souvent toute une moitié du corps, et provoquent, outre une sensibilité très grande à la pression et au frottement des vêtements, de l'agitation et de l'insomnie. Ces accidents nerveux sont mobiles, illimités, et disparaissent la plupart du temps spontanément aussi rapidement qu'ils se sont manifestés. Ces névralgies générales, qui s'observent rarement chez le soldat, nous les passerons ici complètement sous silence. Notre intention est de traiter dans ce chapitre des douleurs localisées, ayant parfois des paroxysmes, parcourant une direction centripète, faisant partie toutes de cette grande classe des névralgies, qui doit être considérée comme un champ de douleur, *castrum doloris*, dans lequel les soldats au service depuis longtemps aiment tout particulièrement à promener leurs plaintes. C'est là qu'ils font preuve surtout d'une résistance infatigable, et qu'ils font subir à la patience du médecin militaire l'épreuve la plus longue et la plus dure.

Si précisément les névralgies sont l'objet des préférences des simulateurs, cela tient uniquement à ce que les névralgies frappent plutôt les jeunes gens que les personnes d'un âge plus avancé, et parce que, suivant une croyance générale très répandue, il est difficile au médecin de voir clair dans ces variations protéiques des douleurs.

Ces souffrances auront presque toujours pour origine un service pénible, un travail militaire excessif, des marches longues, un séjour au camp, au bivouac, un sommeil sur le sol humide, de vieilles cicatrices de plaies ou blessures, des fractures déjà bien guéries et consolidées, et des luxations parfaitement réduites depuis longtemps, sans qu'il en subsiste aucun vestige. On accuse parfois aussi des maladies graves, infectieuses, des traitements mercuriels, des maladies des différents organes trop tôt réprimées ou guéries.

Les raisons qui poussent la plupart des soldats à se plaindre de douleurs et à se lamenter sont : ou le désir d'aller en permission ou en congé, ou d'être dispensé pendant un certain temps des services obligatoires qui exigent toujours un travail musculaire sérieux et des fatigues.

Il faut reconnaître en toute sincérité que, dans ces derniers temps, l'on a imposé au soldat, même en temps de paix, des travaux pénibles. Les exercices militaires demandent maintenant une force et une souplesse plus grandes que celles dont peuvent disposer des jeunes gens qui n'ont pas encore atteint leur complet développement. Ensuite, l'instruction des recrues est pratiquée avec une précipitation qui diminue parfois l'énergie plutôt que de l'augmenter, étouffe souvent aussi l'élément moral de ce novice dans le métier militaire, et devient quelquefois même une bien grande charge pour l'instructeur.

Les marches ne sont pas toujours faites méthodiquement et pratiquées dans les limites de distance prescrites par le règlement, conduites dans un ordre facile et avec les précautions d'humanité nécessaires. L'instruction si pénible de la cavalerie, les exercices de l'artillerie qui réclament souvent une force extrême, les travaux fatigants des pionniers et des troupes du génie, l'éducation difficile des soldats du train, les manipulations aussi peu agréables que joyeuses des soldats du corps de santé et des infirmiers renferment une série d'influences débilitantes et des motifs nombreux d'excitation morbide du système nerveux, dont les résultats ne sont pas toujours faciles à reconnaître. Aussi, l'on peut déclarer, sans crainte d'être contredit, qu'il existe beaucoup de cas où le médecin ne peut pousser assez loin la défiance dans les déclarations du soldat.

Au début de la plupart des névralgies et hyperesthésies, l'on ne trouve pas toujours au surplus de symptômes objectifs, et les douleurs ressenties sont quelquefois les seuls précurseurs et avant-coureurs d'une maladie cachée. Il serait dur et cruel dans ce cas de juger trop vite le malade, de le déclarer coupable, et d'attirer sur lui un châtiment peut-être complètement injuste. Aussi, dans l'intérêt de l'humanité et par prudence, il faut examiner chaque malade complètement, avec circonspection, sans préjugés et sans avoir l'idée préconçue de ne trouver partout que mensonge et simulation. Que l'on voie et que l'on juge vite ; mais cependant sans précipitation ! Que l'on compare le motif allégué avec les symptômes morbides prétextés, que l'on étudie ces différents symptômes et que l'on se rende compte s'ils cadrent avec la maladie et si le cours de la maladie est régulier ; que l'on considère l'action des prétendus remèdes et médicaments employés, que l'on observe l'attitude du malade et qu'on l'écoute tranquillement et patiemment ! Après quelques moments d'attente, l'on se convaincra bientôt que les plaintes sont au moins en grande partie exagérées, si même elles ne sont pas tout à fait inventées, surtout quand :

1° Les convulsions, les tensions insupportables, les spasmes, les douleurs furieuses, dont se plaint le prétendu patient, n'altèrent en rien son organisme ;

2° Quand la fièvre fait défaut, quand l'appétit n'est pas diminué et le sommeil nullement troublé ;

3° Quand, par suite du motif invoqué, les prétendues douleurs ne peuvent exister à un degré aussi aigu que le décrit le patient ;

4° Quand le malade qu'on examine ne peut désigner d'une façon précise les points douloureux, et quand il ne peut localiser nettement sa douleur ;

5° Quand enfin, l'examen médical ne laisse entrevoir, soit l'influence de la malaria, soit celle d'un autre poison, soit une altération pathologique des nerfs, soit un tiraillement ou une compression de ces mêmes nerfs par des cicatrices adhérentes, des anévrysmes et des néoformations.

Dans cette grande classe des névralgies, les soldats qui ont peur du service et du métier militaire ont soin de choisir de préférence, pour donner un libre essor à leurs jérémiades, les affections suivantes :

A. *Céphalalgie*. — La céphalalgie est aussi souvent idiopathique que symptôme et réflexe de maladies diverses. Les militaires mettent souvent le médecin dans l'embarras par leurs singulières déclarations ; ils allèguent avoir souffert de certains cauchemars dont il ne reste plus de traces ; ou bien ils accusent ce pauvre schako ou casque qui est bien rarement porté et qui est inoffensif ; ou bien encore ils se plaignent de cet exercice intellectuel exagéré qu'on leur demande dans certaines manipulations et dans certains bureaux.

Dans le cas où la température de la tête n'est pas élevée, où il n'y a pas de traces de blessures, de fièvre, d'insomnie ou de somnolence ou de symptômes cérébraux ; dans le cas surtout où les nausées et les vomissements manquent, où l'on n'observe pas une certaine périodicité dans les accès douloureux ; quand les cheveux ne tombent pas, quand le cuir chevelu ne paraît gonflé nulle part, quand la photophobie, la diplopie, l'intensité du pouls temporal fait défaut, quand les rhumatismes, la syphilis constitutionnelle, l'intoxication, l'alcoolisme ou des néo-formations doivent être exclues, quand on n'a pas lieu de soupçonner la masturbation, et quand enfin les facultés intellectuelles ne sont pas troublées, l'on est en droit de croire à une simulation ou au moins à une bien grande exagération.

B. *Prosopalgie*. — Le tic douloureux, qui est le plus souvent l'expression d'une affection sous la dépendance du nerf de la 3ᵉ paire, est rarement simulé avec persévérance, ce qui est bizarre en quelque sorte, puisque les différentes parties de ce nerf divisé en rameaux si nombreux sont très sensibles et exposées à bien des influences nocives. Il paraît que les individus qui ont peu de flamme pour le service militaire, allèguent néanmoins cette espèce de douleur avec beaucoup de réserve, parce que la thérapeutique employée contre elle n'est pas du goût des individus en santé parfaite.

Un véritable tic douloureux produit surtout par une maladie intra-cranienne du nerf trijumeau peut être comparé à un caméléon qui change fréquemment de couleur, réagit pathologiquement sur presque tous les organes des sens, se présente sous les formes les plus diverses et par cela seul fatigue et déconcerte le malade. Ordinairement un examen minutieux et l'étude de tous les détails rendent le diagnostic facile. Dans la plupart des cas, la douleur cruelle particulière à la prosopalgie ne se présente que dans une moitié de la face, la droite, qui

paraît molle et tuméfiée. De ce côté la pupille se contracte plus difficilement que du côté sain. Souvent aussi
la sécrétion lacrymale est plus abondante, les douleurs
s'étendent au front, au nez, aux oreilles, aux gencives et
à la langue. Ces douleurs s'accompagnent de ptyalisme et
de mucosités nasales abondantes, d'altération ou de suppression du goût et de l'odorat, et enfin de troubles de la
parole. Pendant l'accès qui a lieu habituellement dans les
premières heures de la matinée et plus souvent en hiver
qu'en été, les paupières clignotent et sont animées de
mouvements spasmodiques; la photophobie est grande,
les artères temporales et carotides sont prises de battements violents. Les muscles de la face sont contractés
d'une façon grimaçante, la face est congestionnée et la
température plus élevée, les commissures de la bouche
déviées. Les gencives sont gonflées, et les mouvements
de la langue et des mâchoires plus difficiles et douloureux.
La luette prend en même temps une direction oblique,
la salive sécrétée en plus grande abondance a une réaction
alcaline. Dans l'urine on observe une diminution des
phosphates terreux, de l'urée et de l'acide urique. Le
malade est couché sur la face et cherche à se serrer fortement la tête contre le coussin. L'habitus entier du malade
est spécial et porte le cachet de l'inquiétude et de la souffrance. L'accès se termine souvent par des vomissements
ou une syncope. Il est évident que chez les simulateurs
l'on ne trouve pas la plus grande partie des symptômes
graves et importants que nous venons de signaler. Les
douleurs feintes en particulier figurent des grimaces et
des contorsions qui servent seules souvent à démasquer
le simulateur.

En France, la prosopalgie faciale ou tic douloureux de la face doit entraîner l'exemption; si elle atteint un militaire sous les drapeaux, elle ne motivera la réforme qu'après un traitement infructueux. (*Note du traducteur.*)

.C. *Les névralgies du cou, de la nuque et des membres supérieurs* ne se présentent pas trop souvent comme *myalgies essentielles* à l'examen du médecin militaire. Pour ma part, dans les hôpitaux militaires, je n'ai observé qu'un exemple de torticolis simulé. La plus souvent la tête est inclinée du côté que l'on dit sain, et les prétendus malades laissent croire que la pression ou le mouvement augmentent la douleur dans les muscles relâchés, tandis qu'ils cherchent par d'immenses efforts à produire dans les muscles du cou, et de la nuque opposés, une raideur considérable. Le contraire a lieu dans le torticolis véritable sur lequel nous donnerons ultérieurement d'autres détails et dans lequel les muscles malades sont hypertrophiés, douloureux et contractés. Un massage régulièrement appliqué rétablit bientôt l'équilibre dans le système musculaire. Si le plexus brachial ou cervical est affecté, les points douloureux connus ont leur lieu de retentissement dans l'aisselle où les ganglions lymphatiques sont hypertrophiés, et les battements de l'artère axillaire sont plus forts. L'on observe encore maints autres symptômes réflexes. Les malades éprouvent des sensations de fourmillement et de coton qui se répandent jusqu'aux extrémités des doigts. Dans l'extension, les mains tremblent. Si les douleurs ont leur siège dans l'articulation du coude, celle de l'épaule sera le siège des mêmes douleurs; dans ce cas, les mouvements du bras sont impossibles. Si ces symptômes font défaut, il sera justement permis de penser à la simulation.

D. *Les névralgies intercostales* sont facilement reconnaissables aux points douloureux qui leur ont été assignés par Valleix. Ces points existent, comme on sait, dans le voisinage de l'union des côtes avec le sternum, au milieu des côtes, et en arrière, près de la colonne vertébrale dans le trou de sortie des nerfs intéressés. Si l'on touche ces points, les malades ressentent même au début de l'affection des douleurs assez fortes, tandis que si l'on presse fortement en d'autres endroits des côtes atteintes, on produit du soulagement. Chez le simulateur, au contraire, le plus léger attouchement de la cage thoracique arrache des cris de douleur, et le phénomène que nous avons cité précédemment ne s'observe pas. Et dire cependant que l'on trouve des routiniers expérimentés qui ont su apprendre la situation exacte des points douloureux de Valleix !

E. *La cardialgie* est si fréquemment alléguée par les soldats qui ont peur du service militaire, qu'ils ont été persiflés au théâtre, dans la comédie intitulée : *Le Recrutement dans le canton des corneilles,* qui avait été composée contre ceux qui prétextaient des maux d'estomac. Quoique l'estomac puisse être considéré comme le tyran particulier du ventre de la plupart des hommes, comme le bourreau le plus capricieux le plus dur, le plus cruel et le plus incommode, et quoique l'on puisse dire de lui avec Méphistophélès : « Hélas ! qu'il est difficile de guérir l'homme d'un mal aussi rebelle et aussi multiple dans ses formes ! » le soldat cependant n'a pas en général trop à se plaindre de lui.

La cardialgie n'est pas rangée parmi les maladies des classes pauvres. Comme maladie essentielle, elle est très rare chez le soldat, bien que le catarrhe gastrique entre pour un chiffre élevé dans les tableaux statistiques. L'on trouve à peine quelques soldats, d'une constitution nerveuse; il y en a peu aussi qui mènent une vie sédentaire avec toutes ses conséquences et dont les nerfs de l'estomac sont atteints par des idiosyncrasies particulières. Il y en a peu enfin qui souffrent d'une congestion des viscères abdominaux, d'une dégénérescence du pancréas ou de l'épiploon, du ténia, d'hémorrhoïdes, de prolapsus rectal, de calculs biliaires ou de goutte.

Lorsque des aliments mal préparés, des eaux-de-vie de mauvaise qualité, des fruits qui ne sont pas arrivés à maturité, du pain de munition aigri, ont causé des sensations désagréables, des nausées et des pesanteurs d'estomac, le simple régime diététique fait disparaître ces accidents gênants. L'éloignement des objets nuisibles et la régularité de la manière de vivre en empêchent ensuite le retour.

Il en est tout autrement lorsqu'on a affaire à un accès véritable de cardialgie. Ce dernier produit une série de symptômes morbides contre lesquels les armes les plus puissantes de la thérapeutique et de la diététique sont employées très souvent sans succès.

L'accès débute par la constriction du pharynx et de l'œsophage, par des bâillements et des battements de cœur, par l'expulsion et l'issue de gaz.

La douleur est au début sourde et accablante, mais bientôt elle devient constrictive, térébrante, cuisante, et acquiert bientôt un tel degré d'intensité, que les malades se roulent de côté et d'autre, et n'éprouvent un léger soulagement qu'en appuyant la région stomacale contre des corps durs. Ensuite la face change subitement de couleur ; tantôt elle est rouge, bientôt après pâle et terreuse ; la peau est fraîche, le pouls petit, l'estomac rétracté, l'urine claire ; les membres sont glacés, souvent tremblants et pris de convulsions. Dans beaucoup de cas, le paroxysme se termine par le rejet d'une matière acide, spumeuse et bilieuse.

Le simulateur arriverait bien à se donner une mine pâle par de nombreux excès, un usage immodéré du tabac et des orgies nocturnes. En se tordant et se pliant le corps, en contractant d'une façon grimaçante les muscles de la face ; en décrivant longuement les douleurs qu'il ressent, il fera tous ses efforts pour que l'on croie tout ce qu'il avance ; et par des pressions répétées sur l'épigastre et le diaphragme, par la titillation de la gorge et de la luette, il déterminera même des vomissements. Mais il ne réussira jamais à faire constater chez lui, par un médecin, cette expression que donne à la physionomie une douleur térébrante et profonde, de violents battements de cœur, un pouls filiforme et la rétraction de la région épigastrique. Le diagnostic de simulation doit être posé avec circonspection, lorsque l'individu à examiner est anémique, et lorsqu'il présente des signes faiblement marqués d'une maladie des enveloppes de la moelle, surtout du tabes dorsalis.

Avec la cardialgie, l'on simule quelquefois aussi un *hoquet continuel*. Ce symptôme se présente comme l'expression d'une maladie cérébrale ou des enveloppes de la moelle, conjointement avec d'autres symptômes d'excitation du nerf phrénique qui le font reconnaître.

F. *L'Entéralgie* (colique) est un symptôme qui accompagne presque toutes les maladies intestinales ; il est produit aussi bien par l'irrégularité du régime que par l'usage immodéré d'aliments indigestes, par des boissons fermentées, par des poisons métalliques (plomb, cuivre), par des vers intestinaux, par des affections morales offrant une action dépressive, enfin par des influences atmosphériques. Le médecin militaire devra avoir présentes à l'esprit ces différentes causes étiologiques et toujours s'en enquérir.

Chacune de ces causes a ses signes caractéristiques, qui ne peuvent échapper facilement à l'examen perspicace du médecin.

Le plus souvent l'on rencontre chez le soldat la colique stercorale qui est la conséquence de l'inertie intestinale, et de l'accumulation des matières fécales. Le ramollissement des matières durcies au moyen d'un lavement, ou leur évacuation par un purgatif, fait disparaître bien vite l'état morbide avec ses symptômes alarmants. Outre cela il se produit quelquefois ce qu'on a appelé des coliques venteuses et un développement considérable de gaz dans le colon ; l'abdomen est distendu comme un tambour ; il y a des battements de cœur ; de la difficulté dans la respiration ; la peau est sèche et couverte d'une sueur froide. La cause la plus immédiate de cette affection réside, comme chez les herbivores dans l'excès de fourrage, dans l'usage immodéré d'aliments difficiles à digérer, comme cela arrive souvent chez des jeunes gens qui ne sont pas raisonnables. Des frictions excitantes sur l'abdomen et un régime régulier font disparaître rapidement ces symptômes inquiétants, et rendent l'homme indisponible pour quelques jours seulement.

G. *Lumbago*. — Le diagnostic de cette affection représente une des tâches les plus difficiles du médecin militaire, parce qu'elle peut être confondue avec diverses maladies des muscles, du bassin, de la région lombaire et des reins. Méconnaître un psoïtis ou un abcès du psoas serait une erreur les plus dangereuses.

La douleur intense qui se produit dans ces dernières affections et qui empêche l'extension du côté malade, la fièvre, la tumeur fluctuante sous le ligament de Poupart, empêchent leur confusion avec le lumbago.

Dans une affection des reins, le diagnostic s'établit par le siège plus profond de la douleur, la situation du testicule qui est rétracté vers l'anneau inguinal du côté affecté, et enfin l'examen de l'urine.

Dans le lumbago, les douleurs ont leur siège d'abord dans les parties inférieures des muscles et les tendons des lombes. L'activité de ces muscles et les mouvements du corps surtout sont pénibles, lorsqu'on presse le muscle grand-dorsal et le carré des lombes ; de même, derrière la courbure du fémur, au côté externe de l'artère crurale, les douleurs sont plus sensibles et déterminent souvent des crampes, principalement lorsque le nerf crural est atteint.

Le côté sain supporte toutes les pressions modérées pratiquées sur les points précédents, et le mouvement musculaire n'occasionne pas la moindre douleur, caractère qui différencie le lumbago simulé du lumbago véritable ; car, dans le lumbago simulé, l'absence de douleurs et la difficulté des mouvements sont allégués dans ces deux côtés.

II. *L'Ischialgie,* d'après les données statistiques, est la névralgie qui se présente le plus souvent chez le soldat, en partie comme affection propre du nerf ischiatique, consécutive à des efforts exagérés des muscles du bassin et de la cuisse, en partie unie au rhumatisme, à la malaria, à la syphilis, ou comme le résultat de tumeurs du bassin, de la dégénérescence des vaisseaux sanguins, de blessures ou de contusions, surtout chez les cavaliers et les artisans. Les douleurs développées spontanément sont persistantes, ou arrivent par paroxysmes ; elles voyagent dans tout le membre inférieur, depuis la tubérosité ischiatique jusqu'à la plante des pieds, et se présentent à différents points qui existent, tantôt à la partie postérieure, tantôt à la partie antérieure de la cuisse et de la jambe, et sur lesquels, au reste, la pression du doigt détermine une réaction très vive.

Les centres de douleurs et les points douloureux multiples de ce tronc nerveux considérable ne peuvent presque jamais être désignés avec précision. En général, des pressions anormales réagissent sur la totalité du nerf atteint, déterminent en différents endroits des mouvements réflexes pathologiques, produisent aussi du fourmillement et de l'engourdissement dans les membres atteints. Si l'on touche ces membres avec de l'eau chaude, même au début de la maladie, toutes leurs parties ne ressentent point le même degré de chaleur. Des nerfs cutanés isolés, en particulier les nerfs de la plante des pieds, manifestent une perception plus fine de la chaleur, tandis que d'autres au contraire laissent apercevoir seulement de la sensibilité. La pression du doigt est perçue d'une façon aussi inégale. Maints muscles, surtout ceux qui sont innervés par le nerf proplité, sont contractiles au plus haut degré, et réagissent d'une façon considérable lorsqu'on les soumet au courant faradique. Dans les cas avancés, l'extrémité malade est fraîche au toucher, sa mobilité a presque complètement disparu, et sa nutrition est troublée d'une façon frappante et très appréciable ; elle est surtout considérable dans les muscles péroniers, qui deviennent mous et flasques. Quand, après un examen minutieux, l'on ne peut arriver à constater les symptômes que nous avons décrits précédemment, l'on se trouve obligé de regarder comme mensongères les protestations de douleurs de celui qui se prétend atteint d'ischialgie.

Nous ne pensons devoir accepter qu'avec réserve cette conclusion de Derblich, à propos du diagnostic de la simulation de la sciatique. Il peut arriver, en effet, que dans la sciatique la plus authentique, même après plusieurs semaines, les symptômes décrits précédemment et l'atrophie musculaire soient peu appréciables et les points douloureux peu marqués. On commettrait donc une erreur grave en regardant ces faits pour des simulations. D'un autre côté, l'électricité douloureuse qui, la plupart du temps, vient donner une solution dans les cas douteux, ne peut être regardée comme un critérium infaillible. L'on s'habitue à l'électricité, et le fait de résister à un certain nombre de séances d'électricité douloureuse ne prouverait absolument pas la réalité de la sciatique. Ensuite le *primum non nocere* trouve ici son application, car il n'est pas démontré que les courants électriques énergiques, continués pendant un certain temps, ne soient pas nuisibles dans la sciatique véritable.

Nous ne croyons nécessaire de citer, que pour mémoire seulement, la méthode des courants induits et interrompus du docteur

Guermonprez, de Lille, pour découvrir les simulations des douleurs d'origine traumatique. Car cette méthode a donné entre les mains de ceux qui l'ont employée des résultats peu démonstratifs, et parfois contradictoires. (*Note du traducteur.*)

CHAPITRE X

Sous ce titre, j'ai l'intention de passer en revue les maladies simulées de l'appareil locomoteur. Le nombre des maladies à examiner dans ce chapitre est très considérable, car il comprend celles de la peau, des muscles, des tendons, des ligaments, des os et des cartilages. Ce sont aussi bien des affections internes rhumatismales que des affections externes d'origine nerveuse ou myopathique. Ces affections peuvent être non seulement simulées, mais encore provoquées artificiellement. Ces dernières, auxquelles appartiennent les mutilations et les ankyloses, je dois, pour rester conforme au plan que j'ai indiqué dans mon sommaire, les passer sous silence, afin de pouvoir parler ici en détail des déviations, raccourcissements, rétractions, contractures, mauvaises positions simulées, en même temps que de la claudication simulée. Il est utile de faire observer immédiatement que, dans aucune autre simulation, l'on ne raconte des histoires plus fantastiques et plus invraisemblables. Ensuite, les prétendus soldats difformes croient au médecin une grande dose de naïveté et même d'imbécillité ; et enfin, l'instruction sur l'examen des conscrits, par ses prescriptions obscures et mal définies, contribue beaucoup aussi à égarer inconsciemment le jugement des membres de la commission et à encourager les plaintes du simulateur. En aucun point de l'instruction, l'on ne trouve de données plus vagues, moins significatives, et d'épithètes aussi embrouillées que dans les renseignements qui se rapportent à la cage thoracique, à la colonne vertébrale et aux membres.

« L'aptitude pour le service militaire, dit-on dans le paragraphe A, ne sera pas supprimée par une légère déviation de la cage thoracique, lorsque cette déviation ne sera pas apparente sous les vêtements. »

Dans cette phrase, nous sommes obligé de relever plusieurs expressions à signification indéterminée. Où commencent, en effet, les limites du « léger »? Avec quelle mesure doit-on mesurer les déviations? Quel critérium, en outre, avons-nous pour déterminer « l'apparent » ? Un dos que l'on prétend plus haut ou plus creux à « un léger degré » et ensuite une « faible » déviation latérale de la colonne vertébrale, quand l'homme paraît déformé sous ses vêtements, exemptent aussi peu du service militaire qu'une élévation « faible et non apparente » de l'épaule ou de la hanche. D'un autre côté, l'aptitude au service militaire est supprimée pour toujours par une « inclinaison du cou déformant l'individu », par une « déviation » prononcée de la colonne vertébrale de sa position normale, par une « forte » saillie ou l'inclinaison d'une ou plusieurs vertèbres, par une élévation « apparente » déformant l'individu ou une position inclinée de l'épaule ou du bassin. Même défaut de précision, même motif de divergence d'opinion, comme dans les moindres infirmités.

A cette partie de l'instruction, il convient parfaitement d'appliquer ce proverbe bien connu :

« C'est superbe, mais c'est un peu obscur! »

Au reste, notre instruction n'est pas la seule qui soit peu précise et peu claire dans la classification des infirmités corporelles.

L'instruction du ministère de la guerre allemand, *du 8 avril 1877, sur l'examen de l'aptitude au service militaire*, mentionne, dans le chapitre consacré à la réglementation du recrutement, parmi les infirmités corporelles qui ne rendent pas impropres au service militaire :

Une légère flexion de la nuque et une faible inclinaison du cou non apparente, lorsqu'on est habillé ;

Une faible élévation d'une épaule et d'une hanche, non appréciable sous les vêtements.

Parmi les maladies et infirmités qui rendent, au contraire, pour toujours impropre au service militaire, il faut ranger :

L'inclinaison apparente du cou avec trouble dans la production des mouvements ;

Des déviations considérables ou des vices de conformation de l'épine dorsale entravant les mouvements. « *Solamen miserum socios habuisse* », pourrions-nous dans ce cas nous écrier aussi, mais ce ne serait pas une consolation suffisante.

L'instruction française de 1877 sur l'examen des conscrits est plus précise. Elle ne cite l'inclinaison du cou, comme motif de réforme, que lorsqu'elle est produite par une contraction ancienne, rétraction musculaire ou fibreuse, ou de toute autre affection d'une guérison incurable et qu'elle juge elle-même au-dessus des ressources de l'art.

Elle passe complètement sous silence l'élévation de l'épaule ou de la hanche comme cause d'inaptitude au service militaire. (*Note du traducteur.*)

Parmi les déviations qui se présentent chez les individus d'un âge qui les soumette à la loi de recrutement, celles qui nous intéressent le plus sont les déviations de *la colonne vertébrale*.

Tout à fait à la partie supérieure, on rencontre la déviation du cou, qui est souvent simulée. Cette position anormale entraîne fatalement aussi la tête dans sa direction. Elle est produite, soit par la constitution morbide de la colonne cervicale, soit par des compensations scoliotiques de la partie moyenne de la colonne vertébrale, soit par une action anormale des muscles qui président aux mouvements de la colonne vertébrale et de la tête, soit par des cicatrices solides et étendues, par des brûlures, des abcès du tissu cellulaire, par des engorgements ganglionnaires, soit enfin, par des tumeurs s'opposant aux mouvements de la tête et du cou. La plupart de ces causes existent pendant l'enfance, et même pendant la vie intra-utérine.

Dans les cas où ces infirmités sont congénitales, et où leur développement a commencé dans les premières années, elles atteignent un degré élevé que l'on ne peut pas simuler et qui, la plupart du temps, est incurable. C'est pourquoi l'on rencontre de temps à autre seulement un conscrit tenant la tête courbée ou le cou incliné, et qui éveille par cela même le soupçon de simulation.

Dans l'intérêt du service et de la vérité, il est important alors de pouvoir arriver à découvrir facilement les traces de cette simulation. On la démasque aisément quand on connaît les causes qui la provoquent, la constitution anatomique, l'action physiologique des parties et les moyens que l'on emploie pour arriver à simuler. S'il n'existe pas de fractures, de subluxations, de maladies vertébrales, si on ne constate pas soit des tumeurs, des abcès ou des cicatrices étendues, il faut étudier attentivement la constitution du système musculaire. En général, le siège de la maladie se trouve dans le muscle sterno-cleido mastoïdien, dans sa totalité ou dans une de ses portions, très rarement dans le trapèze ou le scalène. D'après mes études, l'inclinaison du côté droit du cou existe plus souvent que celle du côté gauche, et le système musculaire de la moitié de la face contractée est d'habitude moins développé que celle du côté sain, ce qui donne à la physionomie une expression particulière, étrange et caractéristique.

Cette expression de la physionomie ne peut être simulée, pas plus que l'inclinaison de la partie cervicale de la colonne vertébrale qui, lorsque l'infirmité existe depuis longtemps déjà, reste toujours inclinée du côté abaissé, malgré les exercices auxquels se livre souvent le simulateur. En touchant le muscle contracté, on obtient aussi des éclaircissements sur la présence ou l'absence d'une supercherie. Dans le cas d'une simulation, l'on trouve toujours les deux sterno-cleido mastoïdiens tendus sur la peau comme des cordes ; dans le torticolis véritable il n'y en a qu'un seul. Après quelques efforts de tension chez le simulateur, on voit les muscles se relâcher, ce qui n'a pas lieu lorsque la contraction est réelle.

Pendant le massage, l'on sentira d'ailleurs les efforts et la résistance du prétendu malade, et le simulateur ne pourra voir aussi nettement un objet tenu latéralement, que celui qui est atteint véritablement d'une inclinaison du cou. Mais le moyen le plus certain de rendre la fraude apparente, c'est de réveiller subitement le simulateur et de le faire observer par une personne indifférente, mais sûre. Ce moyen présente autant de sûreté que le narcotisme, et il offre surtout beaucoup moins de dangers.

Pour pouvoir se prononcer avec certitude et justice sur les déviations pathologiques de la colonne vertébrale, il est nécessaire de connaître exactement sa position normale. Dans ce but, il faut savoir apprendre et retenir, d'après Hyrtl (*Lehrbuch der Anatomie*, § 119), la loi de courbure de la colonne vertébrale ; c'est-à dire que la courbure serpentiforme de la colonne vertébrale se compose de quatre courbures. La partie cervicale en effet est modérément convexe en avant, la portion thoracique fléchie en arrière, la partie lombaire convexe en avant, et le sacrum convexe en arrière. Hyrtl a remarqué en outre que la flexion latérale qui dirige à droite la colonne thoracique, surtout dans son segment thoracique, est en harmonie avec la position acquise par l'extrémité supérieure ; car la partie thoracique de la colonne vertébrale chez les individus qui savent se servir habilement de leur gauche, se fléchit à gauche.

Les médecins militaires, qui assistent les conseils de révision, doivent avoir cette observation en note pour ne pas prendre pour une scoliose une anomalie complètement innocente au point de vue des conséquences pathologiques ; car cette scoliose est simulée fréquemment et d'une façon grossière. Au moyen d'instruments mécaniques différents, d'appareils, de ceintures, de bandages, de corsets, on donne à la colonne vertébrale, une flexion latérale, et on essaie surtout de la maintenir dans cette position. On a cherché aussi à produire cette flexion en portant des talons d'inégale grandeur, et en courbant la colonne vertébrale d'un seul côté du corps. Un examen précis donne bien vite des renseignements sur la situation exacte du prétendu malade. Cet examen doit être pratiqué évidemment le corps nu, dans chaque position et situation, sur le dos et sur le ventre, les bras et les genoux étendus et les talons fermés. Ensuite on examine la colonne vertébrale pour voir si elle présente des points sensibles, et les membres pour se rendre compte s'ils sont quelque peu raccourcis.

Souvent la façon dont se tient l'individu soumis à l'examen et sa physionomie donnent une solution juste du problème que nous avons à résoudre. Comme la scoliose est presque toujours une conséquence de l'inflammation des os, de leur ramollissement, ou la terminaison d'une pleurésie avec épanchement, ou d'une altération du sang, l'on trouve le malade blême, anémique, présentant les symptômes d'une mauvaise nutrition et d'un système musculaire sans vigueur. Dans les maladies des os, la

scoliose se développe lentement ; dans les affections pulmonaires ou pleurétiques, elle arrive rapidement à un
haut degré. Dans le cas où le processus est presque par-
venu à sa période ultime, il existe des altérations qui sont
frappantes, et que les efforts les plus soutenus et les
habitudes les plus mauvaises ne sauraient provoquer.

Nous voyons tout d'abord une épaule, habituellement
la droite, faire saillie, tandis que la gauche est aplatie.
Les vertèbres dorsales proéminentes d'un côté, et les
côtés engendrent une convexité qui n'existerait pas
autrement ; en même temps il existe dans la région lombaire une courbure compensatrice. Les corps centraux
s'affaissent en commençant par leur centre et en allant
vers la droite, tandis que leurs apophyses épineuses
subissent un mouvement de torsion suivant leur axe vers
la gauche.

Mais les conséquences de l'affaissement latéral et de
la torsion suivant l'axe de la colonne vertébrale, dit Lo-
rinser (*Pitha et Billroth, Handbuch der allgemeinen
und speciellen chirurgie III Band abtheilung*), n'ont
pas seulement leur retentissement à la partie dorsale des
côtes, mais encore aux omoplates et à la face antérieure
de la poitrine, et dans les cas avancés, sur la position du
bassin et de la tête. Si la partie dorsale des côtes est
soulevée ou abaissée, ou poussée en avant ou en arrière
par l'affaissement des côtes, forcément l'omoplate qui
repose sur les côtes déplacées doit paraître soulevée ou
abaissée, faire saillie ou être affaissée en arrière.

Si la partie dorsale des côtes affaissée décrit une plus
grande courbe, il faut que leur extrémité antérieure
décrive une courbe plus grande pour pouvoir s'articuler

au sternum. Le sternum suit ce changement de position que subissent les extrémités antérieures des côtes ; de telle façon, par exemple, que dans une déviation latérale droite des vertèbres dorsales supérieures, en raison du mouvement de torsion, la pointe du sternum paraît déviée à droite, et le thorax tout entier semble avoir suivi un mouvement de torsion à droite sur son axe.

S'il se développe une flexion de la région lombaire, ou s'il se forme une flexion compensatrice dans les vertèbres lombaires, il faut alors que la position du bassin soit modifiée, parce que la position du sacrum dépend de la position de la dernière vertèbre lombaire. Ainsi, plus la dernière vertèbre lombaire participe à la flexion, plus les vertèbres sacrées seront obligées de compléter la courbe de cette flexion. Par conséquent, s'il se trouve dans la région lombaire une flexion à gauche, le sacrum conformément à cette flexion, aura éprouvé un mouvement de torsion tel que, du côté droit, il sera plus haut, et du côté gauche plus bas, et par conséquent la hanche droite en arrière sera plus haute aussi, et la hanche gauche en arrière plus basse. S'il existe aussi à la dernière vertèbre lombaire une torsion suivant son axe, le bassin participe alors à cette torsion. Là il faut encore remarquer que les modifications dans la position du sacrum et de la partie inférieure du bassin ont une influence analogue sur la position de la moitié antérieure du bassin. Ainsi l'épine iliaque antérieure de chaque moitié du bassin, qui est plus élevée en arrière, arrivera à être proportionnellement plus basse que l'autre épine iliaque antérieure. Pour le même motif, lorsque le bassin aura éprouvé un mouvement de torsion, le pubis s'éloi-

gnera de la ligne médiane en se dirigeant d'un côté ou
de l'autre. De même que le bassin dans les flexions de
la région lombaire, de même la tête participe d'une façon
beaucoup moins frappante, il est vrai, aux flexions latérales et aux torsions suivant l'axe des vertébres cervicales supérieures. Guidé par ces faits pathologiques
incontestables, l'on sera en état de pouvoir distinguer la
vraie scoliose de la scoliose simulée. Dans cette dernière
l'on trouve presque toujours une déviation latérale, le
plus souvent dans la région lombaire. La torsion des
vertèbres suivant leur axe manque, ainsi que la convexité
gibbeuse du dos ; et tandis que dans la scoliose véritable,
les plis cutanés font fortement saillie surtout « dans la
cavité axillaire », ces mêmes plis chez les simulateurs
existent ordinairement « entre les fausses côtes et le bassin ». Les déviations anormales dans la scoliose véritable
sont imprimées profondément, et persistent également
dans toutes les situations et positions du malade, tandis
que chez le simulateur on n'observe qu'une courbure
artificielle le plus souvent « au milieu de la colonne »,
courbure qu'il n'est pas même difficile de compenser.
Enfin dans la scoliose et la cyphose, l'urine contient une
grande quantité d'urée et de phosphates, comme dans
un état anormal ; et le moyen le plus sûr et le plus facile
de démasquer la simulation, c'est d'examiner l'individu
pendant le sommeil où les contractions musculaires
les plus fortes disparaissent.

Dire que des jeunes gens renoncent à la plus belle
prérogative de l'homme, la station droite irréprochable,
pour simuler une bosse ou une gibbosité, la lordose ou
la cyphose, paraît incroyable ! Et cependant ce fait s'est

présenté déjà malheureusement trop souvent. Boisseau rapporte le cas d'un soldat qui simula cette infirmité dans plusieurs hôpitaux. Différents moyens, la surprise, le sommeil anesthésique, avaient démontré clairement la fraude ; et malgré toutes ces preuves, le simulateur n'abandonnait pas pour cela son projet. Il contractait, jusqu'à l'excès, les muscles de la nuque et de la poitrine, et avait excité la colère des médecins traitants et les railleries de ses camarades. Mais l'expérience suivante vint bientôt mettre un terme au rôle qu'il se plaisait à jouer. On le plaça sur deux chaises de telle façon que la tête se trouvait sur l'une, et les pieds sur l'autre ; on vint à retirer subitement une des chaises et l'individu fut obligé de se lever complètement pour conserver l'équilibre. La simulation fut démasquée, et prouvée chez cet individu par cette expérience d'une façon évidente. On a obligé aussi des simulateurs à capituler en les suspendant par les épaules, et en faisant en même temps des efforts d'extension qui démontraient la rectitude parfaite de la colonne vertébrale. Le même but serait encore atteint en obligeant le bossu suspect, à se coucher par terre et à s'allonger le plus possible, et en lui donnant inopinément des coups d'aiguille dans les lombes. Ce moyen est propre en effet à faire lever immédiatement le prétendu bossu dans une rectitude parfaite.

La saillie ou la déviation prononcée d'une ou plusieurs vertèbres, qui, d'après la loi militaire austro-hongroise, rend impropre au service militaire, se présente rarement. La plupart du temps on la rencontre chez des individus scrofuleux ou tuberculeux, chez lesquels on observe en même temps d'autres symptômes témoignant d'une maladie générale du sang. Le plus souvent ces vertèbres saillantes sont l'expression du mal de Pott ou du spondylarthrocace. Le siège de la maladie se trouve alors dans les vertèbres cervicales inférieures, ou dans les vertèbres dorsales ou lombaires. En pressant sur les apophyses épineuses qui sont proéminentes, le malade ressent des douleurs considérables. Celles-ci peuvent être simulées certainement, mais il n'en est pas de même de celles qui déterminent une position caractéristique en rapport avec la maladie, et où le patient porte la tête en arrière, le bras fléchi et appuyé contre le corps, et le genou plié. En outre la colonne vertébrale est déviée, et il n'est pas rare non plus de voir le malade véritable souffrir en même temps d'abcès par congestion.

L'élévation apparente de l'épaule, déformant l'individu, et son abaissement, qui, d'après la loi militaire, rendent impropres au service, sont sous la dépendance de maladies diverses :

1° D'une luxation de la clavicule en arrière. Dans cette lésion se produisent, par suite de la pression de la tête de l'articulation luxée sur les vaisseaux et les faisceaux nerveux situés derrière la poignée du sternum, des accidents graves qui, seuls, peuvent conduire à un diagnostic exact ;

2° D'une luxation ou fracture de l'extrémité acromiale de la clavicule ou de l'apophyse acromion, de l'omoplate où l'épaule fait saillie, paraît allongée et difforme, mais qui est trop apparente pour être méconnue ou simulée.

Dans une fracture de l'omoplate, ce dernier os s'abaisse

tandis que l'omoplate sain paraît situé plus haut. Mais la crépitation, l'extravasation du sang à l'endroit de la fracture, le cal, ainsi que l'altération des fonctions du bras dans une fracture de l'omoplate ayant eu lieu long-temps même auparavant, enfin la mensuration viennent donner tous les éclaircissements sur la véritable affec-tion. Il en est de même dans la carie de l'omoplate. Là aussi le scapulum prend apparemment une position plus élevée.

Dans la paralysie du nerf scapulaire supérieur, et l'atro-phie du deltoïde et du grand dentelé, il se produit un abaissement d'une épaule et un éloignement en forme d'aile de l'autre épaule.

L'*élévation avec déformation*, ou l'*inclinaison du bas-sin* qui rend, comme nous l'avons dit, impropre pour toujours au service militaire, se rencontre dans maintes maladies et lésions du bassin et des membres inférieurs. Ces dernières maladies sont simulées fréquemment avec une grande ténacité, et demandent pour cela l'examen le plus complet et le plus minutieux.

Aussi il est naturel et surtout très utile d'envoyer à l'hôpital l'individu à examiner. Là il faut le mettre nu, de l'abdomen à la pointe des pieds, et l'assujettir sur un lit solide et résistant de façon que la tête ne soit pas éle-vée, et que les épaules, le dos et le bassin arrivent à repo-ser sur un plan tout à fait horizontal. Puis, cette horizon-talité obtenue, on procède à l'inspection, au toucher et à la mensuration. Ces trois moyens sont importants; le dernier est un moyen objectif et presque indépendant de la volonté de l'individu qu'on examine. On mesure depuis l'épine iliaque antérieure et supérieure, jusqu'à la pointe de la rotule, et de la pointe de la rotule jusqu'au talon. Il faut avoir soin aussi de fixer les grands trochanters, et faire attention que l'individu qui est soumis à ces recherches ne fasse échouer l'opération par des mouvements volontaires presque imperceptibles.

Une des causes les plus nombreuses de l'inclinaison du bassin est sa constitution rachitique. Le tableau pathologique du rachitisme est si caractéristique, qu'il est difficile de ne point le reconnaître.

Les luxations de la hanche donnent lieu à une difformité apparente du bassin et de la hanche. Dans ces affections, qui se présentent à des degrés et des nuances différents, se trouvent des signes si particuliers qu'on peut aussi peu les confondre avec d'autres infirmités, qu'avec un état complètement normal qu'on voudrait simuler. Les conséquences des luxations comme des fractures des os et du bassin, et de la partie supérieure de la cuisse seront diagnostiquées facilement par l'existence de nouvelles cavités articulaires, par les ankyloses et les exsudats concrets qui se sont formés. En outre la claudication est visible; et le membre luxé ou atteint de fractures du col du fémur mal consolidé, reste toujours raide, maigre et tordu. Il y a bien une luxation de l'articulation de la hanche qui peut être produite artificiellement, et où l'on ne trouve pas de fausses articulations; c'est la luxation congénitale et spontanée de la hanche. Mais la première est facile à reconnaître à cause de la flexion de la colonne vertébrale, l'amaigrissement et l'aplatissement des muscles fessiers de l'extrémité atteinte.

La luxation spontanée peut à la vérité exister sans

difformité ; il dépend en effet de la volonté de l'intéressé de la provoquer souvent sans effort particulier, lorsque l'articulation n'a pas souffert. Dans ce cas, il peut cependant arriver que la réduction ne se fasse pas facilement, et que le patient transforme alors son affection en une infirmité difficile à faire disparaître. L'instruction sur le service militaire reconnaît impropre au service tout individu atteint d'une luxation de la hanche qu'il peut provoquer à son gré, bien que la luxation puisse ne pas être apparente, et l'individu être d'ailleurs sans infirmité aucune. Il serait inutile de dire longuement combien doit inspirer peu de confiance un soldat qui possède un tel vice de conformation, d'abord parce qu'il n'est pas toujours possible de réduire la luxation, et ensuite parce que le patient même ne possède aucune garantie de récupérer par une réduction immédiate de la luxation, le fonctionnement de son membre. Je mentionne ce fait parce que j'ai observé déjà un cas de production de luxation spontanée.

Un conscrit vigoureux fut ajourné à la visite d'incorporation par le médecin en chef à cause d'une luxation de la hanche droite qu'il provoquait spontanément, et envoyé à l'hôpital de la garnison pour qu'on pût constater son infirmité. A un examen superficiel, l'on ne découvrit rien d'anormal, ni dans la station, ni dans la marche, ni dans la direction du bassin, ni dans la situation des membres l'un à côté de l'autre. L'individu marchait avec solidité les pieds en dehors, et avec sûreté sur un plancher uni. La région de la hanche était des deux côtés bien conformée; l'inspection et la mensuration minutieusement faites ne donnaient point de différence;

les muscles de la fesse étaient également développés et les plis fessiers se trouvaient à la même hauteur. Tous les mouvements, aussi bien avec le membre inférieur gauche qu'avec le membre inférieur droit, étaient exécutés librement dans tous les sens, et dans la position debout. Et cependant le conscrit pouvait, en soulevant le membre inférieur gauche, produire une luxation, en haut et en arrière de la hanche droite. Le membre se montrait quelque peu raccourci. La cuisse était dans l'adduction ; le trochanter se trouvait très près de la crête de l'os iliaque. La tête du fémur se sentait dans la région de la surface postero-externe de l'os iliaque, les orteils sur lesquels reposait le patient étaient dirigés en dedans. Cet individu pouvait à peine conserver cette position une minute sans appui, autrement il tombait. Si le conscrit s'était présenté dans cet état devant la commission de recrutement, il n'y a point de doute qu'il n'eût été ajourné et réformé sans plus ample examen. Mais comme les efforts qui étaient nécessaires à la production de la luxation causaient des douleurs très vives et très persistantes, il ne la produisait que lorsqu'il était forcé de le faire.

La *carie des os du bassin*, l'*inflammation de l'articulation de la hanche*, surtout avec suppuration et destruction des ligaments, et les *abcès du psoas* déterminent de la même façon un *déplacement latéral du bassin*. Le diagnostic spécial de cet état pathologique repose sur des symptômes connus qui n'échappent pas au médecin qui examine avec soin, et qui ne peuvent jamais être simulés avec succès.

Les *contractures* s'observent dans presque toutes les

articulations, dans les maladies de la moelle épinière et de la moelle allongée, dans les cicatrices cutanées étendues, et dans certaines affections musculaires. Elles sont le résultat d'inflammations articulaires, d'inflammations des gaînes tendineuses, de maladies cartilagineuses ou articulaires, de brûlures et de diverses professions. Les contractures que l'on rencontre le plus fréquemment, et qui présentent le plus grand intérêt, sont les contractures de l'articulation de l'épaule, de l'articulation des doigts des articulations du genou et de celles du pied.

Les contractures musculaires dans les différentes articulations, consécutives souvent à des attaques violentes de rhumatisme, et à des affections syphilitiques graves, nous allons les passer ici sous silence parce que habituellement elles disparaissent rapidement sans laisser aucune trace de leur existence.

Au reste ces contractures sont considérées par maints chirurgiens, et entre autres par Beau, comme un exutoire salutaire de la nature qui préserve le système musculaire atteint de désorganisations plus grandes. En général, il faut considérer que dans les contractures, la mensuration fait constater des diminutions de volume appréciables, par suite des troubles fonctionnels qui surviennent habituellement.

Le Dr Harten, de Varsovie (*Saint-Pétersbourg, Médicin Wochen-schrifft*, 1880, n° 28.), a eu l'idée d'employer la bande d'Esmarch pour déjouer les simulations des contractures des membres. Il rapporte dans ce journal un succès qu'il a obtenu dans un cas de contracture des fléchisseurs de la jambe droite qui datait depuis six ans.

Zuber, en rapportant cette observation dans la *Revue militaire de médecine et de chirürgie*), nous apprend que Percy faisait envelopper, dans ce but, le membre d'une bande très serrée que l'on mouillait ensuite, ce qui produisait le même effet. Il ajoute qu'il a fait usage du procédé préconisé par Harten à deux reprises différentes sans le moindre succès; une fois dans une contracture de l'abducteur et de l'opposant du pouce consécutive à un panaris, et une fois dans une chorée partielle du bras gauche. L'appareil d'Esmarch fut laissé en place une première fois sept minutes, une seconde fois dix minutes, et à chaque séance sans résultat aucun.

Il serait donc imprudent de s'en rapporter à ce moyen, qui est loin d'être fidèle. (*Note du traducteur.*)

1° La contracture de l'articulation de l'épaule persiste souvent comme conséquence d'une luxation ou d'une fracture mal réduite, ou d'une inflammation articulaire grave. Cette affection, qui se traduit par des exsudats solides et durs, par l'impossibilité de lever le bras et la position particulière du bras en rotation en dedans, n'est pas difficile à reconnaître avec ces symptômes; elle est rare, il faut le dire, et à peine imitable.

2° La contracture de l'articulation du coude reconnaît à peu près les mêmes causes que l'affection dont nous venons de parler; en outre elle peut résulter de brulûres, ou de bandages appliqués depuis un temps considérable, bandages qui avaient pour but de maintenir l'avant-bras dans la flexion. La plupart du temps les contractures se produisent après des luxations latérales des os de l'avant-bras.

C'est pourquoi l'on observe une immobilité considérable de l'articulation fléchie, et de la tête du radius qui fait saillie d'un côté. La saillie du bras est plus basse, l'avant-bras se trouve le plus souvent dans une légère supination, et le bras tout entier est naturellement plus court. Avec ces symptômes, cette infirmité est facilement reconnaissable.

3° Les contractures de l'articulation de la main sont le plus souvent consécutives à des luxations, à des inflammations rhumatismales, à des inflammations graves avec phlegmon considérable, à des brûlures, etc.

Il n'est pas besoin d'un degré aussi considérable dans la déviation de la main pour diminuer ses fonctions. En général, la perte de la contractilité entraîne avec elle la faiblesse et la paralysie du système musculaire des doigts intéressés.

4° La contracture des doigts peut être congénitale. Dans ce cas, elle concourt à la formation de la main bote. Elle se rencontre aussi dans des maladies internes diverses produites par différentes causes.

Elle est considérée comme un signe défavorable dans les maladies de la moelle épinière, et surtout dans la paralysie spinale où elle s'annonce par des convulsions légères qui se convertissent en spasmes, pour se terminer en contractures permanentes dans lesquelles les doigts restent continuellement dans l'extension.

C'est ce qui existe dans la paralysie spinale aiguë (*polymyélite antérieure aiguë*), affection dans laquelle les doigts restent d'une façon permanente dans la flexion. La contracture se produit aussi après des panaris, après des brûlures chez certains ouvriers dont le travail exige une forte pression sur le creux de la main et les doigts, et chez les laboureurs qui se livrent à des exercices pénibles. Chez cette dernière classe de travailleurs, l'on trouve presque toujours le petit doigt fléchi ou contracturé. La goutte, que l'on rencontre du reste très rarement chez les jeunes gens, peut entraîner avec elle des flexions des doigts. Enfin, l'on voit après une longue application d'un bandage inamovible à la main et aux doigts, se produire une contracture de ces derniers très difficile à faire disparaître. Les simulateurs emploient quelquefois de pareils procédés pour déterminer chez eux une maladresse des doigts. De toutes les contractures simulées ou prétextées, la contracture obtenue au moyen de bandages est celle qui est le plus facile à détruire. Nous croyons utile de faire remarquer encore, que certains signes diagnostiques que l'expérience fournit, nous conduisent très souvent à la confirmation du soupçon de simulation de contracture des articulations des doigts, que nous pourrions concevoir à l'égard d'un individu. L'on doit songer à une supercherie, quand un conscrit se présente avec des doigts fléchis et contracturés, et quand dans le creux de la main et à la surface interne des doigts existent de profonds durillons. Ce sont des signes qui prouvent d'une manière irréfutable que l'individu peut se servir complètement de la main soi-disant contracturée, même pour des travaux difficiles.

Chez un individu qui est atteint d'une contracture des doigts, l'épiderme du creux de la main se trouve comme macéré par la sueur qui ne peut s'évaporer facilement. Les ongles qui ne sont pas arrêtés dans leur accroissement s'enfoncent profondément dans la main, et y laissent des traces désagréables, symptômes que l'on cherche en vain à trouver chez le simulateur.

.5° Déterminer si une *contracture ou une flexion de l'articulation du genou* existe réellement, ou si elle est simplement prétextée est une chose importante au point de vue de la solution de la question de l'aptitude au service militaire. Les contractures sont liées à des maladies cérébrales ou de la moelle épinière, où elles sont la conséquence d'inflammations ou de blessures ou de tumeurs ou de gonflements dans le creux du jarret, de paralysies des muscles de la jambe; ou elles peuvent encore être déterminées par le port prémédité d'un talon trop haut qui fait toujours fléchir un genou, de même que l'application continue d'un bandage maintient le genou dans la flexion. Ces causes doivent être étudiées, lorsqu'on veut voir clair dans l'affection qui nous occupe. En outre, il faut ôbserver attentivement l'attitude de l'individu qu'on examine, lorsqu'on lui fait exécuter des efforts d'extension. Pour cet examen, on fait placer le prétendu malade sur le ventre; la cuisse du côté affecté est tenue solidement, et pendant qu'on cherche à faire exécuter des mouvements à la jambe soulevée, l'on observe si la peau est rétractée ou si le patient laisse faire par son genou certains mouvements sans douleur ou avec douleur.

Celui qui est véritablement atteint de contracture, permettra sans accuser de sensibilité des mouvements jusqu'à un degré voisin de la flexion, dans le cas où le genou, comme cela se présente habituellement, n'est pas complètement ankylosé, tandis que le simulateur ne permettra aucun mouvement à son articulation sans pousser des gémissements. De plus, l'on sent dans la contracture véritable de l'articulation du genou, les tendons du biceps, demi-membraneux et du demi-tendineux faire saillie comme deux cordes dures dès deux côtés du genou, et, l'on observe toujours quelque part une modification de l'état normal. Cette modification existe dans le volume ou dans la forme du membre inférieur soi-disant malade et contracturé, qui bien souvent subit un mouvement de rotation en dehors, pendant que la rotule paraît écartée de sa position normale.

6° Parmi les maladies de l'articulation du genou qui sont rangées dans les contractures, et qui rendent impropres au service militaire, il faut compter la *déviation du genou*. Cette maladie peut se présenter sous une forme double ; les genoux peuvent être dirigés en dedans et constituer le *genu valgum*, ou en dehors et constituer alors le *genu varum*. La première de ces formes est la déviation du genou proprement dite, et frappe habituellement à un haut degré les deux genoux qui sont fléchis ordinairement en dedans, et qui quelquefois cependant, surtout dans la station debout du membre, deviennent visibles l'un derrière l'autre ; dans ce cas un des genoux paraît en saillie plus fort ou plus fléchi que l'autre. Dans cette position les jambes fermées s'écartent l'une de l'autre d'une façon considérable, et prennent la forme en X bien connue. Les pieds sont éloignés, la malléole interne fait saillie, et l'externe se sent à peine. L'individu soumis à l'examen, touche le sol avec le bord interne du pied qui est recouvert de callosités, le pied devient large et lourd habituellement, et il existe en même temps un pied bot. Le bassin est incliné, la démarche est incertaine et chancelante. Les condyles et tubérosités externes du tibia et du péroné se pressent les unes contre les autres et s'usent réciproquement. Cette difformité tient dans la majorité des cas à un relâchement de l'appareil ligamenteux de l'articulation du genou, relâchement qui est congénital ou qui est produit par le rachitisme des os, ou certains exercices corporels dans lesquels la partie interne du genou est surtout en action, comme chez les boulangers par exemple, les menuisiers, les conducteurs de brouettes et les tabletiers, etc.

La seconde variété de *déviation du genou ou genu varum se rencontre plus rarement*. Cette forme constitue ce qu'on appelle les pieds en O, et dans laquelle les genoux sont dirigés en dehors, se tiennent écartés, et ne peuvent pas se rapprocher facilement. Cette infirmité est le plus souvent une conséquence d'une maladie osseuse, ou d'une paralysie, ou d'un amaigrissement, ou d'une dégénérescence du système musculaire après des maladies de la moelle épinière. Précieux et caractéristiques pour le diagnostic de ces deux groupes morbides particuliers sont les autres symptômes qu'on trouve encore ailleurs dans l'organisme. La position anormale du pied peut être exagérée lorsque la maladie existe, mais elle ne peut jamais être simulée complètement.

7° Dans les articulations du pied munies de cartilages, d'os, d'osselets, d'aponévroses, de ligaments, de muscles et de tendons, l'on observe *les contractures, les flexions et les difformités les plus variées*. Leur existence doit être rapportée, soit à une malconformation congénitale, soit à un état paralytique des muscles, ou bien elle est sous la dépendance de maladies cérébrales ou de la moelle épinière, de luxations, carie ou nécrose des os et de blessures. Enfin ces contractures peuvent être produites

par certaines professions, dans lesquelles les pieds ont.
la plus grande partie du poids du corps à supporter.

Pour le médecin militaire l'étude du pied bot, du
pied en pointe et du pied plat offre le plus grand intérêt.

Le pied bot présente plusieurs degrés, depuis celui
où la marche complète se fait sur le dos du pied, jusqu'à
celui où la plante du pied arrive à être située en dehors
un peu plus haut qu'en dedans. Il est évident que des
conscrits ayant une mauvaise conformation du pied
très prononcée, ne sauront attirer un seul instant
seulement l'attention du médecin militaire; car de pa-
reilles infirmités sont reconnues par tout le monde, et
doivent rendre, sans condition aucune celui qui en est
atteint, impropre au service militaire. Il y a cependant
un faible degré de pied plat qui peut être produit artificiellement assez facilement, en marchant longtemps sur
le bord externe du pied, et en lui faisant exécuter un
mouvement de torsion autour de son axe. A ce degré,
on peut le ramener sans violence de la position de supination forcée à la position normale. Ensuite le bord
externe du pied sur lequel la marche semble se faire
exclusivement, ne laisse apercevoir aucun durillon. Au
contraire, l'épiderme de la plante du pied est comme
d'habitude fortement épaissi et ne présente pas autant
de sensibilité à la pression que dans le véritable pied-
bot. Dans les os il n'existe point de dislocation, dans
les muscles point d'atrophie, dans le tendon d'Achille,
point de tension et point d'épaississement.

Dans *le pied en pointe*, désigné aussi sous le nom de
pied de cheval, tout le pied est dans l'extension, la
pointe dirigée en bas et le talon tiré en haut. Dans cette

anomalie l'on rencontre aussi plusieurs degrés. Le patient peut marcher sur le dos du pied ; alors le pied est renversé en arrière, les orteils sont fléchis en griffe contre la plante du pied, ou bien le patient marche sur les orteils ; le pied dans ce cas se tient verticalement, le dos du pied est creux, fortement courbé, ou encore le talon est éloigné du sol, et le pied figure avec le tibia un angle ; ou le patient marche sur les 4ᵉ et 5ᵉ orteils, et le pied n'est que très modérément éloigné du sol, ou enfin le patient marche sur le gros orteil et le talon est très peu tiré en haut. Ce dernier degré est fréquemment simulé. La reconnaissance de cette simulation est difficile lorsque cette infirmité n'existe qu'à un faible degré, et à un seul pied seulement. Dans ces cas, elle est sans préjudice aucun pour ceux qui en sont porteurs ; mais arrivée à un certain degré, elle peut à peine être simulée avec succès quelques jours seulement.

Depuis le temps que je suis au service, je n'ai pu encore observer qu'un seul cas de simulation de pied de cheval. Le simulateur abandonna à l'hôpital, à la première visite, le plan qu'il avait conçu, lorsqu'il se vit obligé de marcher devant les médecins, et dans les pantoufles de l'hôpital ; car pieds nus, et dans ses bottes la marche, sur les orteils ne lui était pas pénible, et encore moins difficile. Cet homme présentait en outre une superposition des orteils, qui fut reconnue bientôt comme une nouvelle simulation.

La *superposition des orteils* est fréquemment produite en laissant chevaucher les orteils les uns sur les autres, et en les assujettissant fortement dans cette position au moyen d'un bandage. Si cette manœuvre ne date pas de longtemps, l'on peut ramener les orteils à leur position naturelle sans entraver l'usage du pied. Mais ce résultat n'est pas facile à obtenir dans un chevauchement congénital ou acquis après un long espace de temps, parce que les orteils placés au-dessus, à cause des cavités qui se sont formées à leur surface interne, et les orteils placés au-dessous, à cause de celles qui existent à leur surface supérieure, deviennent d'une sensibilité excessive, à tel point que si l'on essaie de les ramener à leur position normale, ils ne peuvent supporter la chaussure, et rendent la marche très difficile.

Nous croyons devoir dire quelques mots d'une difformité des pieds, connue en France sous le nom d'*orteils en marteau,* et passée complètement sous silence par Derblich, sans doute parce que la simulation de cette affection ne s'est pas encore présentée en Autriche-Hongrie.

Trois observations de martellement des orteils provoqué ont été récemment observées, en 1879 et 1880, chez des conscrits du département de l'Eure, étudiées par Emery Desbrousses et Debausseaux, et ont donné, dans ces derniers temps, une certaine actualité à ce genre de simulation.

« Les orteils en marteau, dit l'Instruction du 27 février 1877, suivant leur degré de flexion, peuvent motiver l'exemption......... *marcher sur l'ongle implique l'exemption du service.* »

Il n'est donc pas surprenant que des conscrits aient essayé de se soustraire au service militaire en provoquant artificiellement chez eux l'orteil en marteau. Jusqu'à l'époque où parurent les Mémoires d'Emery Desbrousses et Debaussaux, la simulation de cette affection avait été à peine signalée. Percy et Laurent, à l'article « Simulation » du *Dictionnaire* en 30 volumes, mentionnent qu'on peut déformer l'orteil à l'aide de sabots ou de souliers trop étroits, ou encore en attachant ensemble le premier et le troisième orteils. Boisseau, dans son livre des *Maladies simulées,* parle de cette simulation ainsi qu'il suit : « Il arrive parfois que des conscrits simulent le martellement des orteils pour se faire réformer; on peut voir, d'après l'aspect que présente l'extrémité de la phalange, si l'individu marche sur l'ongle réellement. En cas de simulation, on peut sans grands efforts, redresser l'orteil que l'individu prétend fléchi d'une façon permanente, et l'on ne constate pas, au niveau de la face dorsale de l'articulation métatarso-phalangienne, l'épaississement épidermique qui ne manque pas de se produire quand la flexion est réelle ».

Aujourd'hui l'on a des données plus précises sur cette affection, et il est plus facile au médecin expert de dire, dans ces cas douteux, s'il est ou non en présence d'une simulation ou d'une production artificielle d'orteils en marteau.

Quels sont les caractères de l'orteil en marteau vrai? Quels sont ceux de l'orteil en marteau simulé, et les procédés employés par les simulateurs pour le produire? Quels sont, enfin, les moyens propres à les déjouer?

« L'orteil en marteau de Boyer classique, dit Emery Desbrousses, consiste dans la disposition suivante : la première phalange de l'un des orteils se redresse sur l'un des métatarsiens, en même temps les deuxième et troisième phalanges sont fléchies, et l'extrémité de l'orteil porte sur le sol pendant la station et la marche. Il arrive parfois que la dernière phalange est fléchie, de telle sorte que l'ongle touche le sol et présente dans ce cas une usure caractéristique. »

C'est là l'orteil en marteau qu'on rencontre communément et qui est congénital ou peut-être acquis; mais il ne faudrait pas en conclure que tous les cas d'orteil en marteau entrent dans cette description. Debaussaux cite, après Malgaigne, une seconde forme d'orteil en marteau beaucoup plus rare que la première, et dans laquelle les phalanges sont *coudées en Z renversé.*

Pour lui existent encore deux autres variétés d'orteils en marteau :

L'orteil en marteau par ankylose phalangienne, et l'orteil en marteau par cicatrice vicieuse.

Ces deux dernières formes sont d'origine externe; elles sont toujours acquises, et sont les conséquences d'accidents toujours appréciables.

Les deux premières formes, orteil en marteau de Boyer, ou orteil en griffe de Debaussaux, et orteil en Z de Malgaigne, sont congénitales ou acquises; et dans ces deux cas elles tirent leur origine, non de traumatismes, mais de maladies internes.

L'orteil en marteau de Boyer et celui de Malgaigne, qu'ils soient congénitaux ou acquis, sont la conséquence de processus morbides ayant pour siège les muscles et les nerfs (contracture ou rétraction musculaire suivant certains auteurs ; paralysie et atrophie des interosseux suivant Debaussaux). Ces deux formes ne peuvent être simulées ; elles doivent donc toujours être acceptées comme véritables, et nécessiter l'exemption.

Les deux dernières formes seules peuvent être produites par les simulateurs.

Sans parler des chaussures trop étroites ou des positions vicieuses qu'on arrive à faire prendre aux orteils, comme le prouvent d'une façon évidente les exemples des Chinois, trois procédés ont été surtout mis en usage par les conscrits de l'Eure pour provoquer le martellement d'un orteil, du deuxième, de préférence, ainsi qu'il ressort des études faites par Debaussaux et Emery Desbrousses :

1° Le premier de ces procédés est l'immobilisation prolongée d'un orteil dans la position voulue. Ce procédé seul est insuffisant ;

2° La cicatrisation d'une bride superficielle sur la face plantaire d'un orteil, au moyen d'une incision de la peau à la face plantaire et l'application d'une poudre escharotique ; puis la flexion forcée de la dernière phalange de l'orteil, maintenue à l'aide d'un bandage, donnerait certes les résultats les plus certains, et mènerait plus sûrement à l'exemption cherchée ;

3° On a essayé aussi la section du tendon de l'extenseur commun des orteils, et le maintien de la dernière phalange en flexion au moyen d'un bandage. Ce procédé ne remplit pas certainement le but désiré, car les véritables extenseurs des deux dernières phalanges sont les interosseux dorsaux et les lombricaux correspondants.

D'après ce que nous venons de dire, le rôle du médecin-expert est tout tracé dans les cas douteux. Il recherchera avec soin la présence de cicatrices dans la région des orteils (face dorsale et face plantaire). Lorsqu'il aura constaté l'existence d'une cicatrice, il devra savoir minutieusement les causes qui l'ont provoquée.

Si son origine ne peut être expliquée, ou si l'individu essaie même de la dissimuler, il ne devra plus être douteux pour lui qu'il se trouve en présence d'un martellement des orteils provoqué dans le but de se soustraire au service militaire.

(Note du traducteur.)

C. *Les pieds plats*, eu égard aux exigences de l'aptitude pour la marche dans l'infanterie, constituent une infirmité qui, dans toutes les armées qui se vantent d'avoir une bonne tactique, exempte du service militaire. « Tout le secret de la tactique est dans les jambes », a dit Napoléon Ier, je crois.

Une bonne marche vaut autant qu'une bataille gagnée ; mais avec des pieds plats l'on ne peut marcher ; cette difformité s'accroît avec le temps, et empêche incontestablement la marche rapide et même la station prolongée. Il semble cependant que ce vice de conformation est souvent méconnu et confondu avec le pied large, parce que la plupart des lois militaires en donnent un diagnostic différentiel très minutieux. Le pied plat est ou congénital ou, ce qui est le cas le plus fréquent, acquis, et se rencontre ou dans la faiblesse générale, ou dans la paralysie du système musculaire de la jambe. Il se présente aussi dans les états pathologiques dans lesquels un membre a la prépondérance sur l'autre, dans les blessures et les brûlures, dans les fractures du péroné, dans les déchirures des ligaments de la malléole interne, dans les luxations de l'astragale, etc. Les symptômes caractéristiques du pied plat sont les suivants :

Le pied tout entier, qui est plus long et plus large que d'habitude, a une couleur livide et une température fraîche. Le dos du pied perd sa convexité, il est plat dans la région malléolaire et atteint là sa plus grande largeur. Le bord interne du pied est abaissé, et touche si bien le sol que l'on ne peut jamais introduire entre le sol et lui le petit doigt ; il se forme au contraire sous

le bord externe du pied une plus ou moins grande convexité.

Les muscles et les ligaments sont relâchés. En marchant, celui qui a les pieds plats dirige la pointe du pied
en dehors et les genoux en dedans. Il marche presque
toujours sur les malléoles internes. La marche est lourde,
embarrassée, et ressemble à celle d'un individu monté
sur des échasses. Après une marche un peu fatigante,
les pieds se gonflent, transpirent facilement, se blessent
et s'enflamment aussi facilement.

Par la pression sur le bord interne du pied, et par
le tiraillement des ligaments interosseux, se produisent
des douleurs considérables sous la plante du pied, si
riche en faisceaux nerveux, à la malléole interne, et au
côté externe de l'articulation du pied. Souvent il existe
une inflammation du périoste et un exsudat appréciable.
Évidemment ces symptômes sont propres à distinguer
clairement le pied plat du pied large, dont la largeur
commence seulement à l'extrémité antérieure des os du
métatarse, et augmente en allant vers les orteils.

Les fonctions corporelles les plus importantes de la
marche et de la station, ainsi que l'exécution militaire
de la marche réglementaire, de la course, du saut et de
la gymnastique, ne peuvent être remplies que par l'intégrité des différentes parties constitutives du bassin et
des membres inférieurs. Là où elle est troublée, se produit *la claudication* avec laquelle en général les conscrits
qui ont peur du service militaire ne se présentent que
trop souvent devant le médecin. Ils attribuent la plupart
du temps ces symptômes pathologiques à des blessures
par chutes, par coups, par contusions, ou ils prétextent

l'existence antérieure de maladies articulaires, de fractures osseuses, de luxations, de flexions, de contractures, d'ankyloses, de rhumatismes, de névralgies, etc., états qu'ils peuvent simuler en même temps. La reconnaissance de la claudication simulée devient souvent facile, à cause de l'étiologie grossière et incroyable qu'on allègue, et de l'exagération maladroite et ridicule qu'on y ajoute. Cependant il ne faut poser son diagnostic qu'après mûre observation, surtout lorsque le simulateur a bien étudié à l'avance son rôle en portant à un pied un talon élevé, et en tâchant par une chaussure étroite d'éloigner le centre de gravité du corps du haut de la colonne sacrée. Aussi il est du devoir du médecin qui procède à l'examen, de considérer minutieusement les causes invoquées, et de les comparer aux lois mécaniques de la claudication. Il faudra surtout prendre la mesure des membres inférieurs, et étudier ces mesures pendant la claudication et pendant le repos.

Il y aura une difficulté certaine à reconnaître une coxitis ou coxalgie, si cette mensuration n'est pas faite.

Le patient boite et se plaint de douleurs violentes pendant la marche, sans que l'on trouve de signes objectifs frappants pour contrôler ses assertions. Cependant les symptômes suivants témoignent en général de l'existence de cette maladie :

La douleur dans le genou, qui n'est pas augmentée par la pression sur le genou, la position d'abduction, la rotation en dehors, la longueur apparente du membre du côté qui représente le siège de la coxalgie, enfin l'enlacement et l'abaissement des plis de la cuisse du côté malade. Les médecins français préconisent en outre d'autres signes, appelés *signes de maquignon.* On demande à l'individu qui est l'objet de l'examen de prendre le pas de course, et l'on observe si le rythme des mouvements du pendule est régulier pendant la course, si les membres se raccourcissent également, si les genoux se fléchissent et si la colonne vertébrale suit ou non la direction des mouvements. Suivant les données de l'expérience, les coxalgiques s'appuient davantage sur l'extrémité saine. Ils évitent autant que possible de soutenir le corps sur l'extrémité malade, et pendant la marche ils la lancent toujours en avant. Cette particularité peut servir à confondre le simulateur qui, souvent, honteux et embarrassé dans ses déclarations et dans sa claudication, jette en avant tantôt une extrémité, tantôt l'autre. En marchant sur un sol mou, les empreintes des pieds sont marquées, et l'on voit alors quel est le pied qui produit les empreintes les plus profondes. Si l'on est en présence d'un allongement ou d'un raccourcissement du membre, il faut alors coucher horizontalement l'individu à examiner sur un plan dur et peu flexible, de telle façon qu'une ligne tirée entre les deux bords supérieurs et antérieurs des os iliaques, forme avec l'axe de longueur du corps, un angle parfaitement droit. Il faut aussi faire attention que les deux crêtes iliaques soient placées au même niveau, et que l'individu à examiner ne lève pas inopinément un côté du bassin.

Pour cela on mesure avec un ruban métrique depuis le bord supérieur et antérieur de la crête iliaque, à l'endroit de l'insertion du muscle couturier, jusqu'à la malléole interne ou jusqu'à la pointe de la rotule des deux côtés, et l'on trouve alors la différence. Si elle n'est pas appréciable, on fait coucher le boiteux sur le ventre, on élève perpendiculairement la cuisse de façon à ce qu'elle forme avec la hanche un angle droit. Si une des plantes du pied est plus basse que l'autre, l'on trouve alors le raccourcissement, et la cause de la claudication au-dessous du genou.

Le professeur Corrodi a, comme Tomellini nous l'apprend, proposé la méthode de mensuration suivante, qui dépasse en exactitude et en simplicité les autres méthodes adoptées par la plupart des chirurgiens français. Avec le secours de cette méthode, l'on peut reconnaître et calculer l'allongement ou le raccourcissement des membres, ainsi que le genre de difformité dont l'articulation est atteinte.

Par ce procédé l'on opère de la façon suivante : en premier lieu on fixe l'axe du corps, et en même temps l'on fait tomber la ligne de la symphyse pubienne, au centre d'une ligne qui est tirée entre les deux bords antérieurs et supérieurs de la crête iliaque, ligne qui peut être prolongée à volonté en haut et en bas ; cette ligne est la *ligne biiliaque.*

Puis l'on trace une autre ligne entre les deux bords antérieurs et postérieurs de la crête iliaque. Cette ligne passera par la branche horizontale du pubis et touchera la cavité du grand trochanter. Ce sera la *ligne bicotyloïdienne.*

La partie supérieure de la cuisse fera avec cette ligne un angle aigu ou obtus suivant qu'elle sera dans l'adduction ou dans l'abduction. Ceci fait, on continue la ligne principale de la partie supérieure du fémur, et on la prolonge en même temps depuis la ligne postérieure du condyle externe jusqu'à la moitié du grand trochanter. Cette ligne aura sa limite à la crête iliaque qui servira d'indicateur, si l'on considère la crête iliaque comme un cadran.

Le point constant de cet indicateur sera représenté par l'articulation coxo-fémorale. Si cette ligne ou ce point de repère tombe près du bord antérieur de l'os iliaque, il faut admettre une extension et un allongement, s'il tombe au contraire entre le bord postérieur, l'on a affaire alors à une flexion ou un raccourcissement. L'écartement habituel entre le bord supérieur et antérieur et la pointe de l'indicateur est de 2 à 3 centimètres.

Comme cet écartement varie suivant l'inclinaison du bassin qui est vertical chez les enfants, et incliné en arrière chez les vieillards, il semble prudent de faire une étude comparative sur la moitié du corps prétendue saine. Il est important aussi d'établir l'écartement du grand trochanter du bord de la crête iliaque, et de le mesurer en même temps dans les deux membres. Dans l'abduction, le grand trochanter se rapproche du haut de la crête iliaque, dans l'adduction il s'en éloigne. On reconnaît si l'allongement ou le raccourcissement existe réellement ou n'est qu'apparent, en tirant la ligne bicotyloïdienne dont nous avons parlé plus haut, et en faisant former par le membre sain, un angle droit avec cette ligne. Ensuite, de la plante du pied du membre sain on tire une ligne parallèle avec les précédentes, et l'on joint ces deux lignes avec deux autres parallèles entre elles, de façon à ce qu'elles représentent un carré. Le membre sain représente un des côtés de la longueur. Il faudra alors chercher, d'après les propriétés du parallélogramme, le côté égal parallèle et opposé, et l'on trouvera que l'extrémité malade n'arrivera pas à la ligne de la plante des pieds, s'il existe un raccourcissement; elle fera saillie au contraire, lorsque le membre sera allongé.

Le raccourcissement, ou l'allongement réel ou apparent sera reconnu en traçant une ligne de l'extrémité de la ligne bicotyloïdienne de l'extrémité saine, jusqu'au bord externe du pied du même côté.

Dans ce but, l'on se sert d'un mètre qui sera fixé au membre de façon à former un angle droit avec la ligne de la plante du pied. Si le membre mesuré atteint cette ligne, l'on a affaire alors à un raccourcissement; s'il la dépasse, l'on est en présence d'un allongement ; s'il touche exactement la ligne de la plante du pied, il n'y a ni allongement, ni raccourcissement, mais bien une simulation.

Une observation sévère et continuelle apprendra, si réellement l'on se trouve en présence d'une des causes entraînant la claudication, et combien cette claudication est exagérée par les efforts du malade. Si tout est mensonge et simulation, le médecin militaire a la meilleure et la plus belle occasion d'utiliser et de faire connaître son expérience, sa sagacité et ses connaissances physiologiques.

Dans une affection aussi grave que la coxalgie, l'on ne saurait apporter assez de prudence et de circonspection afin d'éviter des erreurs comme celle rapportée par Derblich et celle avouée si honorablement par Zuber dans son article sur *les Maladies simulées dans l'armée moderne.*

Aussi aucun moyen n'est à négliger, et aucun moyen surtout ne doit être omis lorsqu'il doit éclairer sur l'existence ou non d'une simulation. La surprise fait deviner quelquefois la solution que l'on cherche; nous en avons comme preuve l'observation que nous allons rapporter brièvement et qui nous est personnelle :

En juin 1879, se présentait à notre visite au 64e de ligne, à Nantes, le nommé Z..., soldat au 4e bataillon, 4e compagnie, revenant d'un congé de convalescence de quatre mois qu'il avait obtenu à l'hôpital Saint-Martin, à Paris.

Son billet d'hôpital portait le diagnostic *coxalgie*.

Curieux de voir ce qu'était devenue cette affection après une existence de dix mois, nous le fîmes déshabiller et subir un examen complet.

Le malade boitait toujours, se plaignait de douleurs violentes dans la hanche, présentait l'inclinaison latérale du bassin, habituelle dans la coxalgie, et un abaissement des plis fessiers peu prononcé. Les mouvements imprimés à l'articulation coxo-fémorale gauche étaient douloureux, disait-il, la douleur retentissait dans le genou; mais elle n'était pas augmentée par la pression, et un coup sec donné sur le grand trochanter causait au malade une douleur à peine appréciable. L'abduction et la rotation en dehors étaient à peine marquées. Enfin le membre inférieur n'avait subi aucune atrophie

Cet examen fit naitre immédiatement dans notre esprit des doutes sur la réalité de l'affection, mais devant le diagnostic « coxalgie », posé par un des chirurgiens de l'hôpital Saint-Martin, nous n'osions nous arrêter à l'idée de simulation. Avant de prendre une décision relativement à Z..., nous communiquâmes nos doutes à notre excellent ami, M. le médecin-major Choux, du 11e escadron du train, et nous le priâmes de venir examiner le malade avec nous. De cet examen, il résulta pour lui les mêmes doutes.

Z... se présentait tous les jours à la visite, réclamait instamment des soins plus complets, et se déclarait incapable de faire aucun service.

Devant cette insistance, nous résolûmes alors de demander à la ruse la certitude que les données scientifiques ne pouvaient nous fournir.

Le 4e bataillon du 64e de ligne auquel appartenait le nommé Z.. venait de revenir de Paris; aussi nous étions à peine connu de lui Profitant un jour de ce qu'il prenait la garde au poste de la caserne, nous nous présentons en costume civil au sergent de garde, en le priant de nous faire accompagner à la chambre du nommé Z..., 4e bataillon, 4e compagnie. Quels ne furent pas notre étonnement

et notre satisfaction d'apprendre en arrivant près du lit de Z...
que nous avions exempté le matin, qu'il se promenait dans la cour
de la caserne! Nous nous dirigeons vers lui et l'examinons du plus
loin que nous l'apercevons. Il se balançait un peu pendant la
marche, avait l'attitude vicieuse que donne l'inclinaison du bassin,
mais ne boitait pas. Arrivé près de lui, il nous reconnut immédiatement, et dans sa stupéfaction il se contenta de nous dire qu'il
reprendrait son service le lendemain matin. Quelques semaines
plus tard il faisait des grandes manœuvres de vingt-cinq jours, et
ne fut pas un seul jour indisponible.

Le succès que nous avons obtenu par la surprise donnera, nous
aimons à le penser, à ceux qui seront embarrassés dans des cas
analogues, l'idée d'avoir recours à ce même moyen qui nous a si
bien réussi. (*Note du traducteur*).

CHAPITRE XI

Maladies de la peau curables et incurables. — Erythème. — Intertrigo. — Eczéma. — Herpès zoster. — Acné. — Sycosis. — Pemphigus. — Impetigo. — Prurigo. — Psoriasis. — Pityriasis. — Icthyose. — Eléphantiasis. — Lupus. — Hyperhydrose. — Gale. — Favus. — Alopécie. — Ulcères.

Les maladies de la peau n'exemptent du service militaire que lorsqu'elles sont incurables. La détermination de l'incurabilité ne peut être établie devant le conseil de révision que par des certificats médicaux. Mais d'après le paragraphe 59 de la loi militaire, l'on ne doit tenir aucun compte des témoignages médicaux. Comment alors déterminer l'incurabilité ?

L'incurabilité n'est pas exigée par la loi militaire seulement pour les maladies de la peau, mais l'instruction sur l'examen médical des conscrits la réclame encore dans beaucoup d'autres maladies qui rendent impropres au service d'une façon définitive.

On lit en effet dans le tableau B les maladies incurables

suivantes qui entraînent l'exemption du service militaire :

Perte incurable de la totalité ou d'une grande partie des cheveux.

Carie incurable des os du crâne.

Fistules salivaires incurables.

Absence d'une grande partie des cils, renversement incurable des cils en dedans.

Paralysie des muscles moteurs de l'œil à un ou aux deux yeux.

Écoulement incessant des larmes, habituellement incurable; toutes les maladies incurables de la langue. Aphonie incurable.

Carie incurable de la clavicule, du sternum ou des côtes.

Hypertrophie incurable du foie ou de la rate.

Prolapsus ou fistules du rectum; paquets hémorrhoïdaux ou fissures à l'anus quand ils sont incurables.

Hydrocèle incurable, et Kystes volumineux du cordon spermatique.

Hypertrophie chronique et incurable d'un ou des deux testicules.

Luxations anciennes et irréductibles.

Ulcères chroniques et incurables ou cicatrices étendues du pied.

Transpiration fétide des pieds incurable.

Dans ce grand nombre de maladies que nous venons de citer, qui sont au-dessus des ressources de la thérapeutique et par conséquent incurables, il serait bien indiqué d'établir un critérium sûr fixant les limites de la curabilité et celles de l'incurabilité.

Ainsi qu'on peut en juger, il existe encore sur ce point une lacune dans notre loi.

La conduite à tenir vis-à-vis des conscrits qui prétendent être atteints de maladies incurables, doit être par conséquent vague et mal définie. Doit-on les envoyer dans un hôpital civil ou militaire? A l'hôpital militaire n'entrent en effet que des malades atteints d'affections devant être soumises à une observation longue, et à l'hôpital civil doivent être soignées les affections dont le traitement n'exige pas plus de quatre mois, et qui doivent guérir sans opération *(Parag. 60 de la loi militaire)*.

Ne doit-on maintenant essayer dans un hôpital militaire sur des conscrits ni moyens thérapeutiques, ni opérations chirurgicales? Les ligatures, les cautérisations de tumeurs sont-elles des opérations chirurgicales? L'hôpital civil seul a-t-il le droit de guérir? Pourquoi la majorité des conscrits dont les infirmités paraissent suspectes, sont-ils plutôt confiés à l'hôpital militaire qu'à l'hôpital civil? Sur ces différents points, nous le répétons, une explication serait indispensable.

Quant aux maladies de la peau, l'expression incurable ne se présente pour elles que dans l'Instruction sur l'examen médical de conscrits. Dans le rapport établi par les soins du commandement de district intitulé : *Résultats du Recrutement*, dans lequel les maladies corporelles qui ont motivé l'ajournement ou la réforme des conscrits ayant 1ᵐ 55 de taille sont mentionnées, il n'est question que de maladies chroniques, et non de maladies incurables.

Le tableau de la morbilité des statistiques médicales fait figurer dans un seul groupe les maladies de la peau et celles du tissu conjonctif, et ne fait pas plus de différence entre les maladies curables et les maladies incurables. Quant aux maladies chroniques de la peau qui, d'après les données statistiques, semblent atteindre un chiffre aussi élevé que les maladies incurables, il y eut, suivant les dernières statistiques, sur 1,000 conscrits ayant une taille de 1ᵐ 55, d'ajournés ou de réformés : en 1870, une proportion de 23,5, en 1871 une proportion de 21 et en 1872 de 21,2. Ces chiffres proportionnels seraient élevés, s'ils ne représentaient que le chiffre des maladies cutanées. Mais sous la dénomination d'affections cutanées, l'on comprend la transpiration fétide des pieds, la teigne du cuir chevelu, la phalacrose, les ulcères chroniques et les cicatrices étendues.

Les maladies de la peau proprement dites ne fournissent que des solutions de continuité dans les tissus : nous ne parlons naturellement ici que des affections cutanées chroniques qui se présentent fréquemment avec des caractères propres; nous faisons exception pour les exanthèmes aigus.

Dans certaines conditions, les maladies de la peau sont presque toujours curables.

Au reste, une constitution irréprochable, l'âge adulte, une affection pas trop ancienne, la possibilité d'un traitement sérieux, des soins appropriés, un genre de vie convenable constituent autant de conditions favorables, qui assurent jusqu'à un certain point la guérison certaine de toutes les maladies de la peau.

Par des moyens contraires, la guérison d'une maladie cutanée qui paraît même insignifiante, est différée, elle peut même être entravée complètement.

Quelles sont maintenant les maladies de la peau simulées ou provoquées de préférence? A cette question l'expérience répond qu'il n'y a point d'exception.

Presque toutes les formes d'affections cutanées peuvent être artificiellement produites, celles qui sont le plus facilement produites, sont simulées le plus fréquemment; et celles dont la provocation rencontre des difficultés sérieuses, le sont plus rarement..

L'*érythème*, qui est la maladie cutanée la plus simple, commence en général la série. Dans le but de le provoquer, on fait usage de tous les moyens qui irritent la peau et on met à contribution les trois règnes de le nature : l'on emploie même l'homme, et on fait appel à ses ongles, qui par le grattage, arrivent à produire une rougeur intense de l'épiderme. Certains individus qui ont consommé des aliments ou des boissons, tels que des écrevisses, des fraises, du vinaigre, du rhum, etc, sont pris d'un érythème plus ou moins prononcé. Cette particularité n'est pas oubliée par les concrits qui, pour cette simple rougeur de l'épiderme, osent demander l'exemption du service militaire.

L'on se sert encore, pour déterminer l'érythème, de différents alcalis et acides, de diverses euphorbiacées, des orties, et quelquefois de la chaleur rayonnante, etc., etc. L'érythème appartient à cette classe de maladies de la peau qui guérissent rapidement. Il n'exempte jamais du service militaire, qu'il se présente sous la forme de macules et de papules, ou sous la forme d'autres saillies cutanées : et il ne doit pas en imposer davantage au médecin prévenu, lorsqu'il apparaît sur de plus larges portions de la surface dn corps.

Certains médicaments tels que le mercure, l'arsenic, l'iode, le brôme, produisent des éruptions cutanées.

Ce fait est connu des conscrits qui ont le service militaire en horreur, et qui ont fait déjà usage de ces moyens, mais qui n'ont pas eu la satisfaction de tromper le médecin perspicace. Car envoyés à l'hôpital, et entourés de soins minutieux et d'une surveillance rigoureuse, ils apprennent qu'on peut faire rapidement bonne justice de leurs éruptions.

Chez les soldats qui marchent beaucoup et d'une façon continue pendant les jours chauds de l'été, et qui, par suite de ces marches transpirent beaucoup, chez les recrues ensuite qui ne sont pas encore habituées à l'exercice du cheval, et qui trottent avec des selles qui sont dures et sur des chevaux à allures sèches, l'on observe fréquemment ce qu'on appelle l'*érythème intertrigo*. Celui-ci a son siège dans les plis fessiers, autour du périnée et du scrotum, mais on le rencontre aussi entre les orteils et dans la cavité axillaire. Ces parties deviennent rouges, chaudes et douloureuses, et lorsque l'affection fait des progrès, elles se dénudent bientôt et se couvrent d'ampoules.

Cette maladie est quelquefois produite artificiellement par les conscrits poltrons; mais dans les régiments de cavalerie, le succès ne répond pas à leurs manœuvres et à leurs espérances, parce que, suivant une tradition qui a cours dans les troupes à cheval, les excoriations déterminées par les exercices du cheval ne peuvent être arrêtées qu'en remontant à cheval.

Les soldats d'infanterie cherchent souvent, en portant aux pieds de mauvaises savates qu'ils ont soin encore de souiller d'urine, à se déterminer des plaies aux orteils ; mais leur supercherie est bien vite dévoilée par les fameuses savates dont ils sont chaussés. Dans les marches, ils sont placés en observation dans la voiture, ou dans des dépôts d'indisponibles.

L'affection cutanée la plus répandue est l'*eczéma ;* sa plus grande fréquence explique en même temps sa plus fréquente simulation. En excoriant la peau, et en la frictionnant ensuite avec des substances acides, de l'huile de croton, de l'écorce de garou, du soufre, de l'iode, de la pommade d'Autenrieth, et de la pommade mercurielle, de l'huile de cade, et des principes de cette nature, l'on détermine l'apparition de vésicules ou de pustules qui ont une ressemblance certaine avec l'eczéma.

Ces éruptions artificielles se distinguent de l'eczéma, parce qu'elles sont disséminées et ne se trouvent pas former des masses confluentes, parce qu'elles s'accompagnent d'un œdème collatéral, et parce qu'après l'enlèvement des vésicules, des croûtes et des matières de sécrétion, l'on ne retrouve pas au-dessous une peau sèche, rouge et hypertrophiée.

Les endroits de la peau qui sont excoriés, et les éruptions déterminées artificiellement se guérissent rapidement par la surveillance, et l'emploi de moyens appropriés.

L'eczéma véritable au contraire est curable, mais dans un temps plus ou moins variable suivant son siège ; quelquefois même il guérit dans un temps très court.

Dans les parties du corps qui sont exposées à des mouvements et à des frottements continuels, aux paupières, aux lèvres, au dos de la main, aux bourses par exemple, ou à celles qui subissent une pression, comme au périnée, à l'anus, existent quelquefois des eczémas d'autant plus rebelles que ces mêmes parties sécrètent plus de sueur, que cette sécrétion est plus active, et que les parties s'enflamment davantage.

Ces eczémas réclament certainement un traitement plus long, et ils sont plus fréquemment exposés à des récidives, mais finalement l'on arrive cependant à obtenir une guérison complète.

L'*éruption herpétique* est également provoquée par une irritation artificielle de la peau. L'herpès artificiel se différencie de l'herpès véritable, parce qu'il n'est représenté que par des vésicules disposées en groupe, et parce qu'il apparaît surtout sans fièvre.

La variété la plus caractéristique des herpès, est l'*herpès zoster* qui est en même temps le plus tenace et qui expose le plus aux récidives. C'est évidemment à cause de sa tendance aux récidives, que bon nombre de médecins l'ont cru incurable, et que souvent l'on voit des conscrits pris d'un amour plus que modéré pour le service militaire, le produire artificiellement.

L'herpès zoster n'est pas seulement caractérisé par la réunion particulière des vésicules, mais encore par son extension particulière suivant le trajet de certains nerfs cutanés, et d'un seul côté du corps seulement.

Le zona pectoral est le plus fréquent, et d'après Valleix il se reconnaît à trois points douloureux. Ces points se trouvent : le premier, dans le voisinage du sternum entre les cartilages costaux, précisément à l'endroit où les branches terminales des nerfs intercostaux viennent émerger sur la peau ; le deuxième au milieu de l'espace intercostal correspondant au trajet des nerfs intercostaux ; le troisième en dehors de l'apophyse épineuse, à peu près à la même hauteur que la sortie des nerfs du trou intervétébral.

Dans les autres parties du corps, l'herpès zoster suit le trajet des ramifications nerveuses, et se distingue par là des autres efflorescences cutanées, et surtout de celles qui sont artificielles, et cela avec d'autant plus de facilité, lorsque les vésicules sont en groupe de 10 à 20, lorsqu'elles s'affaissent après quelques jours, se transforment en un psoriasis brunâtre et disparaissent bientôt après.

Dans la *Revue Militaire de médecine et de chirurgie*, de février 1882, Zuber a publié l'histoire très intéressante suivante, d'un soldat du 3e bataillon d'Afrique qui avait cherché à simuler le zona :

F..., soldat au 3e bataillon d'Afrique, âgé de vingt-quatre ans, étudiant en médecine, se présente à la visite en mars 1878, pour une éruption siégeant sur le côté gauche du thorax, éruption accompagnée de violentes douleurs l'empêchant de dormir. La poitrine mise à nu, l'on découvre une éruption étalée en une bande de 5 centimètres de largeur, s'étendant depuis l'épigastre jusque vers la colonne vertébrale. C'était l'éruption classique du zona ; mais au lieu d'être composée de vésicules, elle était constituée par des pustules nullement cohérentes. Ce fait m'avait frappé. Ayant appris que le sujet était étudiant en médecine, je fus immédiatement fixé, et je lui fis avouer sans difficultés qu'il avait cherché à simuler le zona, et qu'il avait provoqué l'éruption au moyen de piqûres faites *avec trois aiguilles trempées dans du tartre stibié. (Note du traducteur.)*

Une autre variété de herpès est l'*herpès tonsurans* qui atteint aussi bien les parties pourvues de poils, que celles qui ne le sont pas. Il fournit des vésicules, qui se dessèchent en formant des croûtes et des écailles, qui se détachent facilement, et dans lesquelles l'on trouve un champignon particulier à cette affection, le *trichophyton*. Le microscope donne des renseignements concluants sur cette maladie rebelle, la distingue des éruptions cutanées provoquées par des acides et des caustiques.

L'*acné*, ou, à proprement parler, l'inflammation des follicules sébacés et pileux ne se rencontre pas moins fréquemment chez les jeunes gens, localisée sur différentes parties du corps. Cette maladie se développe spontanément chez les individus malades et épuisés, qui s'adonnent à la masturbation; elle se présente en compagnie d'autres manifestations cutanées et peut être produite par l'emploi de nombreuses substances.

C'est surtout à la face où cette maladie prend le nom d'*acné rosacea*, et dans le dos où elle reste le plus longtemps, et où elle défie tous les traitements. Elle n'exempte du service militaire, que lorsqu'elle défigure l'individu et se complique de la formation de nouveaux vaisseaux, de gonflement, et de tumeur.

En France, l'acné rosacea entraîne aussi la réforme lorsque son développement est assez grand pour donner à la physionomie un aspect repoussant. (*Note du traducteur.*)

Le *sycosis ou mentagre, ou acné du menton*, est très tenace. Il guérit cependant aussi bien que les autres tannes qu'on rencontre sur les différentes parties du corps, même quand il existe déjà une infiltration profonde autour des follicules. Au reste, il fait partie des maladies cutanées qui existent rarement chez le soldat. D'après la statistique médicale de 1872, l'on n'en observa dans toute l'armée austro-hongroise que 11 cas.

Le *pemphigus* est bien plus rare encore. En 1872, l'on

né put en trouver et en traiter dans toute l'armée impériale que 7 cas. Cette maladie frappe en effet très rarement les adultes, et là où elle se présente, elle est compliquée d'une maladie interne grave, et en raison de cette circonstance, facile à distinguer du pemphigus artificiel, qui peut être déterminé par l'application de petits vésicatoires.

Parmi les affections cutanées les plus rebelles, il faut ranger les diverses affections dartreuses qui apparaissent sous différents noms et différentes formes, et qui peuvent être simulées avec plus ou moins d'habileté.

Nous allons parler d'abord, mais brièvement, du *lupus*. Il a des signes trop caractéristiques pour être méconnu. S'il existe à la face chez des conscrits, l'on voit d'abord les conséquences des désordres qu'il a produits, dans les cicatrices rayonnées et hideuses qu'il laisse après lui ; mais l'on trouve ailleurs encore d'autres indices de la diathèse scrofuleuse. Dans ce cas, il n'y a aucun doute à avoir sur la réalité de la maladie.

L'*impétigo* est l'affection qu'on observe le plus souvent chez les soldats qui ont fait des marches longues, ou qui se sont exposés à recevoir des poussières malpropres dans des boulangeries ou dans des écuries. Il apparaît la plupart du temps aux membres inférieurs sous forme d'une éruption prurigineuse, consistant en petites vésicules remplies de pus, éruption qui peut être provoquée artificiellement par des frictions avec des substances acides, excitantes et caustiques, surtout avec l'emplâtre de cantharides espagnoles et avec la pommade stibiée.

L'éloignement des substances nuisibles, le repos, des bains, amènent facilement la guérison complète aussi bien de la maladie simulée, que de la maladie véritable, qui est toujours caractérisée en outre par la présence de croûtes.

Comme l'impétigo, le *prurigo* se montre de préférence aux extrémités inférieures. Cette éruption pourrait être confondue avec la gale, mais l'hypertrophie de la peau, son apparition de préférence du côté de l'extension des membres, l'engorgement simultané des ganglions de l'aisselle, des cuisses, des aînes, l'immunité des articulations et des organes génitaux sont des signes différentiels de cette gale moins prurigineuse, où il n'existe point de sarcoptes, et qu'on appelle le prurigo.

D'après ce qu'on a remarqué, le prurigo se présente plus souvent chez les enfants que chez les adultes. Chez ceux-ci la maladie, quand elle est négligée, devient certainement incurable.

Psoriasis. En l'année 1872, l'on observa dans toute l'armée impériale cent soixante-trois cas de psoriasis.

Au début, cette affection atteint ordinairement seulement le côté de l'extension de l'articulation du coude et du genou. A ce degré il est curable. Mais aussitôt qu'elle a pris de l'accroissement, qu'elle arrive à former de grandes squammes, qu'elle détermine une infiltration profonde des tissus; quand la peau a perdu son élasticité, et quand on y trouve des crevasses et des déchirures, quand enfin la peau, après l'ablation des écailles argentées, est sèche et saigne facilement, la guérison est reculée alors à une date éloignée, et il semble nécessaire dans l'intérêt du service et du malade affaibli, de le faire sortir pendant un certain temps de l'atmosphère de l'hôpital, et de l'envoyer dans sa famille pour y recevoir des soins plus favorables.

Au point de vue des récidives et de la résistance aux moyens thérapeutiques, le *pityriasis rouge* a beaucoup de ressemblance avec le psoriasis; mais il se distingue du psoriasis, parce qu'il apparaît surtout du côté de la flexion des membres et au tronc.

Il se présente d'ailleurs rarement chez les jeunes gens, et donne plutôt naissance à des croûtes qu'à des écailles et à des squammes. Ces deux maladies dartreuses sont produites artificiellement :

On commence par déterminer des vésicules au moyen de vésicatoires ou de l'eau chaude, et après avoir enlevé l'épiderme et le liquide séreux qui s'écoule, on répand sur la peau humide et enflammée, diverses poudres blanches qui servent à imiter les écailles nacrées.

Le *lichen* est une maladie de la peau que l'on rencontre chez les individus scrofuleux sous forme de nodosités dures, petites, rouges, disposées en groupe et garnies d'un enduit furfuracé. Le lichen est rare. En 1872, on n'en trouva que trois cas dans tous les hôpitaux militaires. Les malades atteints de lichen présentent en même temps une cachexie scrofuleuse, et sont, pour ce seul motif, déjà exempts du service militaire.

Il ne faut pas confondre avec cette maladie cutanée grave, le *lichen pilaris* qui résulte d'un manque de soins de propreté, et qui se présente le plus souvent dans les endroits du corps pourvus de poils, précisément à cause de l'accumulation en ces endroits, des desquammations épithéliales, et de l'obstruction des orifices pileux. Il disparaît rapidement par l'emploi de savon et de bains.

L'*icthyose,* qui est constitué par une hypertrophie des corps papillaires, est classé parmi les maladies cutanées

très rare. En 1872, sur 20,808 malades, on n'eut à traiter
dans les hôpitaux que cinq cas d'icthyose.

Cette affection, qui est héréditaire, épargne certaines
parties du corps : on ne la rencontre pas à la face, ni du
côté de la flexion des membres ; elle apparaît de préférence
à leur partie dorsale. Au plus haut degré de son développement, elle est incurable, surtout lorsque les cellules
épithéliales forment déjà des pointes et ne se laissent plus
détacher de la peau. L'on ne pourrait qu'avec bien de la
peine arriver à simuler le degré le plus faible de la
maladie, par une négligence excessive des soins de propreté dus à la peau, et en couvrant ces détritus organiques provenant de la saleté avec des substances imitant
les écailles.

L'*éléphantiasis* fait partie de ces affections qu'on rencontre exceptionnellement dans notre empire.

La statistique de 1872 n'en relate que deux cas ; quand
elle est ancienne et développée à un certain degré, elle
est incurable. Je me souviens cependant d'un cas observé
chez un individu sain et robuste d'ailleurs, qui, par des
irritations fréquentes de la jambe, et par une inflammation
érysipélateuse négligée, fit naître le soupçon d'une production artificielle d'un éléphantiasis.

J'observai aussi une oreille, qui avait été gelée plusieurs fois, mal soignée, et qui dans la suite avait mons-
trueusement grossi. Cet état me parut avoir été déterminé
avec intention.

Un traitement approprié, l'enveloppement, le repos,
et les frictions de teinture d'iode guérirent les deux cas
que je viens de rapporter, après un temps assez long, je
dois le dire.

La *gale*, dont on faisait il y a quelque temps encore tant de bruit, et que des individus cherchaient à produire artificiellement au moyen de piqûres d'aiguilles, n'est plus observée maintenant, depuis que ceux qui en sont atteints véritablement ne sont même plus traités à l'hôpital, bien loin par conséquent d'être réformés !

La *transpiration des pieds*, qu'on punissait si sévèrement il y a quelques mois encore, a perdu aujourd'hui toute l'importance qu'on lui accordait. Certains individus, peu disposés à faire du service militaire, la font naître en laissant macérer la plante de leurs pieds ; puis cette dernière ramollie, ils l'excorient et la couvrent de substances fétides.

Des pansements fréquents avec l'emplâtre d'huile de lin d'Hébra, et l'isolement du malade parviennent à guérir bien vite cette maladie provoquée. Pour convaincre le simulateur que sa maladie est provoquée, on pourrait lui laver complètement les pieds avec du savon et les laisser sécher ensuite. Après ces précautions, cette mauvaise odeur de transpiration produite par le frottement de substances fétides disparaît aussitôt. Puis on répand sur les pieds du carbonate de magnésie, ou de l'aniline, et on les enveloppe dans des linges de toile propres. Muni de ce bandage, on fait courir l'individu suspect pendant quelques minutes. Si alors la sueur ne tache pas les linges, et si ceux-ci ne répandent pas une odeur d'acide butyrique et restent secs, si la plante des pieds ou la face interne des orteils n'est pas blessée et comme macérée, il n'y a plus de doute à avoir : le simulateur, complètement démasqué, est obligé de capituler.

Le *favus* peut être provoqué artificiellement de plusieurs façons différentes : on peut répandre du soufre et du salpêtre dans les cheveux, qui deviennent alors cassants et tombent. Le plan sur lequel ils reposaient, et le cuir chevelu surtout se transforment en ulcères nombreux, peu profonds et couverts de croûtes complètement jaunes. L'on peut encore couvrir la tête d'une pommade composée de vieux savon, miel, soufre, huile de croton, emplâtre de cantharides et de tartre stibié, etc. Les cheveux deviennent feutrés, et le cuir chevelu s'ulcère.

En Hollande les soldats qui voulaient se faire réformer pour favus, faisaient usage des coiffures, des peignes et des brosses de leurs camarades atteints réellement de cette maladie. Dans cette manière de procèder, ils réunissaient toutes les conditions favorables et nécessaires pour la transmission. (*Note du traducteur*).

Le médecin aujourd'hui ne se laisse plus tromper par de semblables manœuvres. Il met sous le microscope une partie de ces croûtes révélatrices. Si cette croûte, habituellement épaisse, sèche, et de couleur jaune soufre, ne tombe pas en une masse pulpeuse contenant diverses bactéries et micrococcus ; si l'on n'y rencontre pas l'achorion caractéristique de l'oïdium de Schœnlein avec ces champignons et ces spores filamenteux bien connus, qui détruisent la racine des cheveux, altèrent le cuir chevelu, et qui sont en outre contagieux, l'on peut en toute sécurité et consolation laver et nettoyer le cuir chevelu, y appliquer un bandage particulier et soumettre le patient à une observation sévère.

La guérison marche vite, et la prétendue teigne du cuir chevelu disparaîtra bientôt.

En France, dit l'instruction de 1877, le favus est une cause d'exemption. La réforme est indiquée dans les cas où l'alopécie occupe une grande surface, et est irrémédiable. (*Note du traducteur*).

La *chute des cheveux* dispense complètement du service militaire, lorsqu'elle est considérable et incurable.

Cette prescription ne me paraît plus conforme à l'esprit du temps. Elle provient, selon toute vraisemblance, de l'époque où une tête garnie de cheveux épais était regardée comme le symbole de la puissance, de la virilité et de la force, où l'on attachait une grande importance à cet appendice du corps humain, et où on le considérait comme son plus bel ornement.

Aujourd'hui la *calvitie* n'est plus regardée comme une honte et un déshonneur ainsi que cela se passait du temps des anciens Hébreux. A ce propos, la Bible dans le Livre II des Rois, 2ᵉ cap., verset 23, rapporte ce qui suit d'Elischa : « Et il se dirigeait vers Bethléem. Comme il cheminait, il rencontra des petits enfants qui revenaient de la ville ; ils se mirent à se moquer de lui et à lui crier : « Viens tête chauve ! » De là date sans doute l'usage des pieux Israélites de se couvrir complètement la tête pour ne pas exposer aux regards leur tête quelquefois chauve, et ne pas être raillés par des gamins espiègles. Aussi il n'est pas rare de trouver précisément chez des Israélites, peu soucieux du service militaire, des exemples de calvitie provoquée. Ils la déterminent en se rasant complètement, ou par une épilation patiente, ou par la simple destruction des cheveux au moyen de pâtes, dans lesquelles entrent du foie de soufre, de la chaux caustique, de l'orpiment, ou du sulfure de baryum concentré avec de l'amidon.

L'on observe, il est vrai, chez certains malades qui ont eu le typhus, la syphilis ou un érysipèle, ou qui ont subi des traitements mercuriels énergiques, ou chez les ouvriers miroitiers, doreurs, de l'oligotrichie poussée à un haut degré. Mais cet état pathologique est passager, et curable après l'éloignement des causes morbides, et la reconstitution de l'organisme.

D'un autre côté, la calvitie artificielle est découverte facilement après un examen délicat, et trouve sa guérison dans l'envoi de l'individu à l'hôpital, et dans sa surveillance rigoureuse. Les cheveux qui repoussent immédiatement, confirment alors l'exactitude du diagnostic.

Les violences, le plus fréquemment exercées sur la peau, sont réprésentées par la production artificielle d'*ulcères*.

Comme je me suis proposé de traiter ici superficiellement les affections externes, je dirai simplement que les ulcères provoqués se rencontrent sur presque toutes les parties du corps, mais de préférence aux extrémités inférieures. Les moyens employés dans ce but sont empruntés aux trois règnes de la nature. Le plus souvent on emploie des acides minéraux, des solutions caustiques, de l'ammoniaque, de la chaux vive, du beurre d'antimoine, des cantharides, du garou, de l'euphorbe et un grand nombre d'autres plantes. L'on peut en général, après une observation attentive et un examen sévère, reconnaître le moyen employé, lorsqu'on conserve surtout le souvenir des accidents pathologiques des ulcères et de la différence qui existe entre ces derniers et les blessures.

Les ulcères présentent le plus souvent des causes constitutionnelles, et sont caractérisés par leur tendance à la destruction des tissus organiques et par leur diffi-

culté de cicatrisation! La composition du sang est altérée,
et, dans la constitution du patient, on trouve encore
d'autres symptômes morbides. Si donc chez un malade
l'on trouve un facies coloré, sain, et plein de vie, un
tissu cellulaire solide, des tendons résistants, des muscles
puissants, et en général une nutrition parfaite; lorsque
les ulcères ne présentent pas un fonds lardacé, granu-
leux, saignant facilement et fongueux, quand la sécrétion
n'est pas séreuse et sanieuse, quand les bords de l'ulcère
ne sont pas boursoufflés irrégulièrement, soulevés et
calleux, quand enfin le pourtour de l'ulcère n'est pas
œdémateux, frais au toucher, livide ou brunâtre, il est
de toute facilité alors de démontrer que l'on n'est pas en
présence d'un ulcère chronique, incurable, entraînant
l'inaptitude au service militaire, et que tous les renseignements fournis par le patient sur la longue durée du
mal sont de pures images chimériques à faire disparaître.

Il faudra alors soumettre le prétendu malade à une
observation et à un traitement sévères. Quelquefois le
bandage habituel, même cacheté, ne suffit pas, parce
que le simulateur arrive toujours en tiraillant ou en frottant le bandage à irriter l'ulcère et à empêcher la guérison. Aussi il est beaucoup plus sûr de placer ces membres atteints d'ulcères provoqués dans une botte ou une
boîte de tôle fermée, et dont la clef se trouve entre les
mains du médecin traitant seul.

Mon expérience hospitalière de longues années,
m'autorise, je crois, à tirer les conclusions suivantes
sur les maladies de la peau simulées chez les soldats :

1° Dans la légion des maladies de la peau, les maladies

vésiculeuses et pustuleuses sont le plus souvent simulées.

2° Comme siège des maladies cutanées provoquées, l'on choisit avant tout les parties du corps accessibles, de préférence la jambe, l'avant-bras, la barbe, le menton, bien rarement le scrotum, et plus rarement encore le dos, la face et les fesses.

3° Les moyens auxquels les individus, peu fanatiques du service militaire, ont recours sont :

Mécaniques. (Pression et contusion, bandages étroits et constrictifs.)

Irritants. (Chaleur et froid excessifs, caustiques. Plantes diverses. Vésicatoires, farine de moutarde, différentes variétés de moutarde, d'euphorbe, d'urticées et de ranonculacées, huile de croton, pommade d'Anteurieth).

Chimiques. (Acides, alcalis sublimé, pâte de Vienne, perchlorure de fer, chlorure de zinc, rarement arsenic.)

4° Comme critérium, pour reconnaître la production artificielle de maladies cutanées, servent : (*a*) la connaissance de l'action des moyens précédemment indiqués ; (*b*) la découverte des substances propres à provoquer des efflorescences cutanées ; (*c*) le siège de l'éruption ; (*d*) sa marche.

5° A l'hôpital, le soupçon de l'entretien continuel de la maladie cutanée provoquée, sera augmenté si cette maladie ne repose sur aucune diathèse morbide, si la constitution générale n'est pas altérée, si elle défie tous les traitements thérapeutiques, et si le pourtour de l'éruption est rouge, enflammé et surtout irrité.

6° Dans aucune maladie, il n'est autant besoin de surveillance et de rigoureuse attention que dans le traitement des maladies de la peau. Aussi il est indiqué d'appliquer au simulateur un bandage de contention, une botte fermée à clef, et même la camisole de force, lorsqu'on soupçonne qu'il entretient lui-même son mal, ou qu'il empêche la guérison.

CHAPITRE XII

Au moment de la puberté, par conséquent à l'époque
de la conscription, le larynx subit des modifications essentielles. A cet âge, ses cartilages, ses muscles, ses ligaments se consolident, la glotte devient plus longue, la voix
plus profonde et plus bruyante, et la voix de soprano se
change en une voix de ténor ou de baryton. A cette
période de développement, l'activité vasculaire et nerveuse des organes de la parole et de la voix atteint un
haut degré, ce qui favorise habituellement le développement des maladies du larynx.

Ces circonstances particulières, beaucoup de jeunes
gens qui ne considèrent pas le service militaire comme
une dette d'honneur, croient devoir les utiliser dans leur
intérêt, et provoquer diverses maladies du larynx, principalement des altérations dans la voix.

Aussi c'est surtout l'aphonie, qui est regardée comme

incurable et qui exempte du service militaire d'une façon définitive, qu'on tâche de simuler.

Le nombre des simulateurs de cette maladie est grand. Le professeur Sidlo, dans le cours de quelques années, traita 31 soldats atteints d'aphonie, qui furent convaincus de simulation. Au reste, Sidlo a exposé ses expériences « *Sur l'aphonie simulée et son importance pour le médecin militaire et pour le médecin légiste* », dans un rapport qu'il a présenté au congrès scientifique des médecins militaires de Vienne. Il a décrit ensuite ce genre de simulation ainsi que les moyens de le reconnaître d'une façon si claire, si instructive et si attrayante, qu'il nous semble très utile de reproduire ici, avec son consentement amical, les opinions et les conseils pleins d'expérience qu'il donne.

Nous ne connaissons, à la vérité, point de guide plus sûr pour diriger dans le domaine de la laryngoscopie encore obscure pour beaucoup de médecins, que le professeur Sidlo, dont la renommée s'étend au loin et dont le nom fait autorité. Nous regrettons que, dans son rapport qui fait époque, il n'ait publié en détail, parmi les nombreuses observations qu'il a eu l'occasion de suivre, que cinq cas portant tous l'empreinte d'un examen si exact et si impartial. Ce petit nombre de cas, il faut le dire, est tellement bien choisi, présenté avec tant de méthode, et les résultats visés sont si frappants et si heureux qu'ils rendaient superflus certainement une plus grande série d'exemples !

Tout ce qui concerne l'étiologie de l'aphonie est contenu dans les livres de pathologie qui mentionnent une quantité de causes parmi lesquelles se trouvent le croup, la syphilis, la tuberculose, les exanthèmes aigus, le mercurialisme, l'érythème, et les substances caustiques. Les simulateurs savent en outre invoquer d'autres motifs tout à fait particuliers.

Dans une des observations de Sidlo, le malade dans un rêve effroyable jeta un cri, qui lui coûta la voix. Ce rêveur malheureux était un conscrit, qui fut démasqué après le premierexamen laryngoscopique et retrouva aussitôt la voix.

Un autre, conscrit pareillement, ayant reçu un coup violent, fut muet pendant un an et demi. On lui fit subir un examen laryngoscopique, qui détermina à plusieurs reprises différentes une toux forte et sonore. Aussi le jour même il abandonna son système de simulation, lorsqu'il sut qu'on allait encore le soumettre à un traitement électrique. Deux autres, malheureusement pour eux, ne voulurent pas reconnaître leur simulation.

Un vint accuser le refroidissement comme cause de son aphonie. Ce fait parut singulier, parce que l'aphonie ne peut être la conséquence du refroidissement que lorsqu'au refroidissement s'ajoutent un changement de température et des vents d'est persistants.

Demander pourquoi un laryngoscopiste habile comme Sidlo emploie avec avantage le laryngoscope chaque fois qu'il a devant lui une maladie de la voix serait superflu. L'examen laryngoscopique des cas relatés dans son rapport a fourni, en effet, pour tous un résultat identique. Partout Sidlo a vu les cordes vocales, à égale distance de la ligne médiane, écartées de telle façon *que la fente glottique présentait une grandeur et une forme normales.*

Dans trois cas, les cordes vocales étaient mobiles au

point d'arriver à un contact parfait, deux fois dans toute leur étendue, une fois en partie seulement.

Dans deux cas, elles étaient absolument immobiles ; dans un autre cas, elles ne subissaient qu'un changement de position insignifiant, et ne pouvaient arriver à se toucher. Une seule fois il en résulta une intonation avec une voix perceptible, et dans les quatre autres cas, il n'y eut point de son.

Dans trois cas, les cordes vocales parurent blanches, brillantes, ne changeant pas plus de grosseur et de largeur dans leur diamètre que dans leurs rapports avec leur position rectiligne.

Dans deux cas, on trouva au contraire les cordes vocales rouges avec une faible augmentation dans leur volume, et des symptômes légers de catarrhe.

Dans les autres cas d'aphonie simulée, on n'observa que rarement les modifications catarrhales signalées précédemment. Quant à l'obtention d'un son perceptible, signe pathognomonique de l'aphonie simulée, le seul examen laryngoscopique réussit rarement à le faire constater. Le plus souvent Sidlo fut obligé de pénétrer dans l'intérieur du larynx, en y introduisant la sonde laryngienne. Cette introduction fut suivie, selon les circonstances, d'un ou de plusieurs efforts de toux bruyante, parfaitement perceptibles et sonores. Ces *efforts de toux* étaient le *critérium d'une exagération ou d'une simulation d'une aphonie complète et persistante*.

Lorsqu'on répétait cette expérience dans le but de faire parler d'une voix perceptible et même sonore, on arrivait aux résultats suivants : souvent à la première séance, après plusieurs cathétérismes, quelquefois même après le premier, les individus aphones reprenaient leur voix éclatante primitive; quelques-uns, mais ils étaient en petit nombre, jouaient leur comédie avec interruptions pendant un et même deux jours. Il y eut aussi des simulateurs durs au mal, qui ne firent entendre une voix perceptible et sonore qu'après deux ou trois jours d'introduction soit de la sonde laryngienne, soit du pinceau laryngien. Dans quelques cas même, ce ne fut qu'après l'emploi du courant électrique extra et intra-laryngé, et surtout lorsqu'ils avaient acquis la conviction que leur simulation était inutile, qu'ils se laissèrent ébranler dans le plan qu'ils avaient conçu.

La façon de procéder de ces aphones pendant le cours de l'examen ne paraît pas non plus sans intérêt à signaler. Un des malades cités ne voulut suivre que lentement, imparfaitement et d'une façon peu conforme au but, toutes les recommandations qui lui furent adressées, recommandations qui étaient relatives à des exercices très simples de la part de l'individu examiné pendant l'examen laryngoscopique. Chez un autre, rendu attentif par la signification de la toux produite par la sonde, l'expression de la physionomie changea aussitôt, et il essaya, en se plaçant une pièce de toile devant la bouche et le nez, à combattre cette toux, et même à l'empêcher de se produire. D'autres malades refusèrent continuellement de parler haut. Lorsqu'on leur reprochait d'avoir un plan suspect à exécuter, on observait pendant qu'on poursuivait l'examen, un tremblement des mains qui gagnait bientôt le corps tout entier. Dans un autre cas, le malade essaya par des mouvements continuels d'arrêter l'introduction de la sonde et du miroir laryngien.

En résumé, l'on peut mettre en lumière ce point spécial du résultat que, dans tous les cas soumis à l'examen, chez presque tous les malades, l'état d'aphonie complète fit place tout à coup, sans intermédiaire et sans traitement aucuns, à une voix parfaitement perceptible, même dans deux cas où l'aphonie durait déjà depuis un ou deux ans.

Sidlo regarde comme nécessaire de ne point faire d'interrogation ; ce qui l'engageait à penser, lorsqu'il se trouvait en présence d'une aphonie, à une simulation. Ses idées sont très logiques, témoignent d'une pénétration d'esprit rare, et méritent certes d'être rapportées textuellement :

« C'est là, dit Sidlo, une action physiologique telle que celle qui se produit dans la formation ou la production de la voix perceptible. Ce travail physiologique de l'organe de la voix est le résultat des facteurs suivants : le premier de ces facteurs est le dégagement de l'impulsion volontaire, ce qui a lieu, comme on sait, dans le cerveau. Le second consiste dans la transmission de l'impulsion volontaire le long des conduits moteurs (nerf récurrent) aux muscles régulateurs des cordes vocales, aux constricteurs de la glotte. Le troisième de ces facteurs est la transformation de l'impulsion volontaire transmise, en l'état de contraction des muscles régulateurs des cordes vocales, au moyen desquels immédiatement, et sans aucun doute aussi au moyen des cartilages aryténoïdes dont la liberté de mouvement est plus grande, se produit le changement de position des cordes vocales dans le sens d'un rapprochement réciproque. A l'état normal, ce changement de position va jusqu'au contact immédiat de leurs bords libres.

A ces trois facteurs s'en joint en même temps un quatrième, un acte respiratoire, *l'expiration* dans laquelle, sous l'influence des muscles expirateurs, l'air producteur du son, accumulé dans les poumons est chassé au dehors. Cet air dans son mouvement en avant, en faisant abstraction des voies aériennes, se heurte d'abord dans la région de la glotte contre l'obstacle qui lui barre le passage, contre les cordes vocales productrices du son qui se trouvent en contact immédiat, et les met ainsi en vibration. Cet état de vibration et d'ébranlement des cordes vocales consécutif au courant d'air expiré constitue la véritable phonation qu'on peut entendre; et dans le parler, c'est la voix perceptible. Ainsi donc, pour la formation d'une voix perceptible ou pour parler avec une voix qu'on puisse entendre, il faut absolument un rapprochement des cordes vocales allant, à l'état normal, jusqu'à un contact complet, et un ébranlement suffisant de ces mêmes cordes vocales par le courant d'air expiré. Ce fait du rapprochement des cordes vocales jusqu'au contact immédiat, et de leur ébranlement par l'air expiré, sur lequel repose la formation de la voix, est un acte complètement dépendant de la volonté. Aussi il dépend du bon plaisir de chacun de rapprocher les cordes vocales, de les ébranler plus ou moins fortement par les mouvements respiratoires; d'où il s'ensuit que, les rapports normaux de l'appareil vocal exceptés, l'on peut à volonté régler l'accomplissement de cet appareil, suivant qu'on met le mécanisme de la formation de la voix ou l'appareil vocal en mouvement, ou qu'on le laisse en repos, et suivant qu'on l'ébranle ou non de la façon convenable. Chacun est en état de cette manière, même lorsque l'appareil vocal est tout à fait normal, de garder au repos les cordes vocales, de ne pas les rapprocher l'une de l'autre, et par ce moyen de les ébranler très faiblement, et pas autant qu'il le faudrait ; par conséquent de chanter et de parler, sans se faire entendre. Pour ne pas produire, ou anéantir une voix perceptible, il faut donc conserver les cordes vocales à l'état de repos, ou déterminer par le courant respiratoire un ébranlement si faible, que l'état de vibration des cordes vocales indispensable ne soit pas suffisant pour produire une voix capable d'être entendue. Comme cette fonction physiologique de la phonation, ainsi que sa suppression, est un acte de la volonté, le docteur Sidlo voit dans cette particularité une première raison qui doit éveiller dans le cas d'aphonie, le soupçon de simulation.

Ceci exposé, Sidlo se base ensuite pour le diagnostic de l'aphonie simulée sur les faits positifs constatés dans les cas d'aphonie, et déjà connus. Ces faits ne pourraient pas être exposés plus clairement et plus complètement que dans la description suivante tracée par Sidlo lui-même :

« Le premier fait relatif à ce diagnostic et le plus important est constitué par la disposition des cordes vocales. Quelle était maintenant cette disposition des cordes vocales dans les cas précités de simulation supposée d'aphonie ?

Le laryngoscope fit reconnaître la situation et les rapports des cordes vocales parfaitement normaux ; elles étaient écartées les unes des autres et de grandeur normale, la forme de la glotte était aussi normale. Quand on cherchait à faire produire un son, dans la majorité des

cas, les cordes vocales restaient complètement immobiles, ce qui prouvait un état de repos complet; ensuite
elles ne se rapprochaient pas, et ne barraient pas le
chemin au courant d'air expirateur; elles le laissaient
filer entre elles par la fente glottique maintenue ouverte;
elles ne pouvaient par conséquent être ébranlées par lui,
et ne devenaient pas capables par conséquent de produire
dans l'intonation une voix perceptible. Comme les cordes
vocales persistaient pendant cet acte à conserver l'état
de repos, et que semblable résultat pouvait être obtenu
à volonté, même avec un appareil vocal complètement
normal, il fallait évidemment conclure, dans ces circonstances, que les rapports des cordes vocales et de la fente
glottique constatés dans les cas précédents, et décrits
précédemment, pouvaient être tout à fait volontaires,
et l'aphonie qui en résultait, être ou volontaire ou
simulée.

Comment maintenant peut-on obtenir de semblables
rapports des cordes vocales? Dans l'espèce, d'une façon
très simple. En ne contractant pas certains muscles qui
doivent rapprocher les cordes vocales, et fermer par
conséquent la fente glottique. Au reste ces muscles
nommés constricteurs de la glotte, sont représentés surtout par les muscles crico-aryténoïdiens, et les muscles,
inter-aryténoïdiens ou transverses. Ces muscles sont
soumis à l'action de la volonté de telle façon que, dans
des circonstances normales, ils puissent se contracter
simultanément, en commun et dans la même mesure.
En d'autres termes, les cordes vocales ne peuvent être
influencées ou rapprochées par ceux-ci que d'une façon
synchronique, et également puissante.

Il en résulte donc, en parlant dans un sens négatif, que personne n'est capable, dans des circonstances normales, de mettre une corde vocale plus tôt en mouvement qu'une autre, de la mouvoir plus vite et plus longtemps.

Aussi à l'état normal, nous pouvons ou laisser au repos les deux cordes vocales, ou les mettre en mouvement et les rapprocher en même temps et au même degré ; et comme la forme et la grandeur de la fente glottique dépendent de la position des cordes vocales, il s'ensuit que nous sommes capables de changer à volonté et d'une façon très précise, la grandeur comme la forme de la glotte.

Tous les écarts dans ces deux positions ne sont plus sous la dépendance de la volonté, mais ils sont la conséquence d'altérations anormales ou pathologiques. Quelques exemples sont, croyons-nous, nécessaires pour bien faire comprendre ce que nous venons d'avancer.

Le catarrhe laryngien peut, comme on le sait, entraîner, outre diverses modifications dans l'aspect normal des cordes vocales, des troubles dans leur puissance de mouvements déterminés par des troubles de contraction dans les tenseurs et régulateurs des cordes vocales. Il peut arriver aussi, par exemple, que les constricteurs de la glotte soient également paralysés ; les cordes vocales alors restent immobiles pendant qu'on essaie de faire une intonation, et la fente glottique n'est changée ni dans sa forme ni dans sa longueur. Il arrive aussi assez fréquemment que les muscles précités soient atteints de paralysie à un degré différent, et quelquefois même isolément. Cette inégalité dans l'intensité de la paralysie, comme dans le nombre des muscles paralysés, peut produire cette particularité que les troubles de la motilité ne s'étendent seulement qu'aux muscles d'une moitié du larynx. Dans de telles circonstances, si l'on fait contracter cet appareil musculaire paralysé à des degrés différents, et en nombre différent des deux côtés ou d'un seul côté seulement, le résultat de la contraction de ces forces, si diversement altérées, sera évidemment variable. Les cordes vocales mises en mouvement par des forces s'écartant de l'état normal, inégales en nombre et en puissance, effectueront leurs changements de position d'une façon autre, et par conséquent modifieront la grandeur et la forme de la fente glottique autrement que dans les cas où il existe dans les muscles constricteurs de la glotte des forces et des paralysies égales en puissance.

Si tous les constricteurs de la glotte sont également paralysés, la fente glottique conservera, quand on essaiera de faire une intonation, sa grandeur et sa forme primitives, et par conséquent ne changera pas ; mais si les constricteurs de la glotte sont paralysés en degré et en nombre différents, la fente glottique se fermera alors, quand on voudra faire une intonation, seulement dans son segment postérieur (glotte respiratoire) ou dans son segment antérieur (glotte vocale), et présentera seulement une fente partielle. La glotte peut encore, dans une série de cas, rester ouverte dans toute son étendue au moment de l'intonation, et montrer dans la région « *du sommet du processus vocal* » ou le plus grand, ou le plus petit diamètre en largeur.

Puisque, à l'aide de notre volonté, nous ne pouvons maintenir que d'une façon égale les cordes vocales à l'état de repos, ou par cette même volonté les mettre d'une façon égale en mouvement, et par conséquent modifier et influencer dans une certaine mesure seulement la forme et la grandeur de la glotte, il s'ensuit que les formes différentes de la glotte dont nous venons de parler, formes qui sont réalisées par diverses puissances de mouvements des cordes vocales, ne peuvent être produites par la volonté, et par conséquent ne peuvent être simulées.

Si au contraire, lorsqu'on essaie de faire une intonation, la glotte prend cette forme particulière qui démontre que les cordes vocales ne subissent point de changement de position, ou seulement un changement tout à fait insignifiant, il est évident que cette forme de la glotte, puisque la volonté est capable de la produire, pourra être par conséquent provoquée ou simulée.

Nous sommes donc, au moyen de l'examen laryngoscopique, en possession d'un nouveau point de repère contre la simulation. Les cordes vocales, comme la forme de la glotte, présentent pendant le trouble fonctionnel, et au moment des essais d'intonation, des caractères semblables à ceux que l'on rencontre dans une aphonie entretenue volontairement, et dans des circonstances tout à fait normales.

Après la déduction de cette prémisse importante pour le diagnostic de l'aphonie simulée, à savoir que cette aphonie peut·être simulée, il s'agit maintenant de rechercher ce qui pourrait exister dans un cas spécial, soit dans la situation de la glotte, soit dans celle des cordes vocales et produire l'aphonie pendant des essais d'intonation ? Ce pourrait être ou une maladie de l'appareil phonateur, ou des paralysies, ou des maladies soumises à la volonté, c'est-à-dire la simulation. Pour savoir s'il s'agit d'une simulation, ou d'une maladie réelle, Sidlo fit usage d'une double expérience. Il demandait d'abord à l'individu aphone d'essayer lui-même, en toute liberté, et sans effort aucun, de faire une intonation qu'on pût entendre. Quelques malades, à la grande surprise de l'auditoire, rompaient leur aphonie et faisaient entendre une intonation bruyante et une voix éclatante, et après quelques épreuves de ce procédé, arrivaient à parler d'une voix claire et perceptible. Cette méthode de surprise réussit en général chez peu de sujets; aussi il lui fallait chez le plus grand nombre avoir recours à un autre moyen. Sidlo cherchait à savoir si le mécanisme de l'appareil vocal, « transmission de l'impulsion volontaire le long du conduit nerveux (nerf récurrent), sa transformation en mouvement, par conséquent si la puissance contractile du muscle atteint et la translation de cette puissance contractile sur les cordes vocales étaient obtenues ou non ».

Dans ce but, Sidlo choisissait les avantages pratiques de la loi du réflexe.

La solution de la question énoncée plus haut devait être fournie par l'introduction de la sonde dans l'intérieur du larynx. Le cathétérisme du larynx déterminait en effet des efforts de toux puissante, éclatante; et dans le cas de l'existence d'un catarrhe laryngien, cette toux était rauque.

La toux, comme conséquence du cathétérisme, ne pouvait se produire que lorsque l'excitation de la sonde laryngienne passait des nerfs sensitifs aux nerfs moteurs, moyennant la mise en contraction de l'appareil musculaire préposé à cette fonction, et enfin lorsque les cordes vocales entraient également en vibration sous l'influence de cette contraction musculaire, et se rapprochaient jusqu'au contact parfait par le courant d'air expirateur. Il fut donc établi par là que, pour la production ou la formation d'une voix perceptible, le mécanisme entier de l'appareil phonateur est nécessaire, et que la volonté de l'individu doit se tenir prête à chaque instant à le remplir. Telle est l'importance de la toux bruyante obtenue par le cathétérisme de l'intérieur du larynx. L'aphone a besoin seulement de vouloir, et il dépend de sa volonté de mettre en mouvement l'appareil phonateur fonctionnant bien, et de lui faire rendre un son. Telle est la réponse à la demande de la cause de l'immobilité des cordes vocales, c'est-à-dire de l'aphonie. On pourrait, oui, il faudrait excepter comme cause d'inertie et d'impuissance de l'appareil phonateur, l'existence d'un processus morbide dans le ressort des conduits nerveux jusqu'aux cordes vocales inclusivement, parce qu'on réussit, en raison du mécanisme de la formation de la voix, à faire disparaître sans traitement aucun cette impuissance et cette immobilité des cordes vocales qui lui est consécutive, ainsi que ce bâillement de la glotte pendant l'intonation.

Puisque Sidlo acquérait par là la conviction que dans le mécanisme de la formation de la voix, la transmission dans le conduit moteur, la puissance contractile des muscles intéressés, le rapprochement réciproque et l'ébranlement des cordes vocales devaient être intégralement obtenus, il fallait évidemment chercher la cause du mauvais fonctionnement de cet appareil dans chaque facteur, d'où provient l'excitation ou l'impulsion motrice de cet appareil. C'était donc dans les sphères qui président à la volonté, qu'il fallait diriger ces recherches.

Si la volonté de parler disparaît, les malades sont aphones parce qu'ils le veulent. Ils déterminent ainsi volontairement l'inertie des cordes vocales, par conséquent l'aphonie, et ne simulent ainsi que la perte prétendue de leur voix par maladie. Comme Sidlo se trouvait maintenant en possession d'un réactif sûr pour déceler la présence d'une aphonie simulée, il voulut aussi s'en servir dans les cas de catarrhe laryngien, lorsqu'il existait en même temps de l'aphonie.

Il est bien constaté que le catarrhe laryngien amène souvent des troubles de motilité dans les constricteurs de la glotte; quelquefois tous les constricteurs de la glotte peuvent être atteints de paralysie, tantôt d'une façon égale, tantôt d'une façon inégale; quelquefois même quelques-uns enfin sont paralysés. On rapporte seulement des cas dans lesquels on trouvait, lorsqu'il existait un catarrhe, avec une paralysie complète des constricteurs, c'est-à-dire l'immobilité des cordes vocales, et un bâillement uniforme de toute la fente glottique, une aphonie complète; tandis que dans d'autres observations de catarrhe, où il existait soit une paralysie inégale de tous les constricteurs de la glotte, soit de quelques-uns seulement, on pouvait ou non rencontrer de l'aphonie. Sidlo ajoute encore ce troisième fait positif, que nombre de cas de catarrhe larygien ne sont pas suivis de troubles dans la motilité, et, pour approfondir complètement ce point, il chercha à résoudre les questions suivantes :

En premier lieu, il s'est demandé si tous les cas dans lesquels on observe, lorsqu'il existe un catarrhe laryngien, une immobilité complète des cordes vocales, un entre-bâillement de ces mêmes cordes dans toute leur étendue, et de l'aphonie, et si ensuite tous ces symptômes doivent être considérés comme de véritables états paralytiques des constricteurs de la glotte, ou s'il ne s'agit pas seulement d'une exagération ou d'une simulation? A cette hypothèse l'on peut objecter, il est vrai, qu'il y a des observations de catarrhe des cordes vocales qui se présentent sans symptômes paralytiques, et qu'ensuite un pareil état des cordes vocales, immobilité, aphonie, peut être produit volontairement. On peut encore opposer et même démontrer qu'il existe des cas de paralysie inégale de tous les constricteurs de la glotte, ou de quelques-uns seulement avec ou sans aphonie. S'il est prouvé aussi que les malades ne peuvent contracter leurs constricteurs de la glotte, à des degrés et en nombre différents, la position variable des cordes vocales qui dépend de ces faits, la forme et la grandeur de la glotte et la supposition d'une exagération, c'est-à-dire d'une simulation d'aphonie, ne sont pas impossibles; et à priori il ne faudrait pas, dans le cas spécial, ne pas les admettre.

Les cordes vocales dans ces cas (paralysie inégale des constricteurs de la glotte), ne sont pas complètement paralysées, et arrivent à se toucher partiellement au moins. Lorsque certains constricteurs seulement sont atteints de paralysie, les cordes vocales se rapprochent partiellement d'une façon immédiate, et il se produit un bâillement partiel. Dans ces deux cas, les cordes vocales barrent en partie le passage au courant d'air expirateur qui tend à faire irruption au dehors; elles peuvent donc être mises en vibration par lui, et à ce moment leur ébranlement dépend uniquement de la force avec laquelle les cordes vocales, productrices du son, sont ébranlées ou intéressées par le courant d'air qui détermine le son. Si le patient parle trop bas, les cordes vocales ne peuvent rendre une voix perceptible; et comme ce fait est aussi sous la dépendance de la volonté du patient, il peut être produit volontairement ou simulé. Sans avoir égard à cette circonstance, il est difficile d'expliquer comment, dans un cas d'occlusion complète de la glotte, on peut encore observer de l'aphonie. Appuyé sur les données précédentes, Sidlo regarde comme indiqué de pratiquer le cathétérisme du larynx dans les cas d'aphonie avec catarrhe de l'intérieur du larynx pour se rendre compte de la puissance fonctionnelle de l'appareil phonateur. Sidlo eut l'occasion de faire cette expérience dans douze cas d'aphonie avec catarrhe laryngien, et de provoquer dans ces cas par la voie des réflexes une toux éclatante et bruyante. Dans l'appréciation de ce symptôme, il se croyait autorisé à rapporter l'aphonie à l'exagération ou à la simulation. La confirmation et la preuve de cette hypothèse ne furent pas longtemps attendues : les malades en effet, qui avaient été invités à cesser leurs exagérations, ne se le firent pas dire longtemps : ils parlèrent aussitôt, mais d'abord avec une voix rude et rauque.

Les observations d'aphonie simulée dans les cas de catarrhe larygien autorisent, obligent même dans chaque observation de ce genre, de rechercher par un moyen sûr, s'il n'y a pas quelque exagération. L'existence d'une aphonie véritable dans le catarrhe laryngien doit se présenter très vraisemblablement dans un nombre de cas extrêmement restreint. Lorsque Sidlo s'était assuré, par le cathétérisme du larynx, c'est-à-dire par la provocation d'efforts d'une toux perceptible, en partie rauque, en partie bruyante, qu'il était question d'une exagération ou d'une simulation d'aphonie, il s'agissait alors d'obliger l'individu aphone à abandonner la simulation de son aphonie.

Dans ce but, il employait les moyens suivants qui lui semblaient efficaces. Il lui fallait la certitude absolue que l'aphonie était interrompue par des efforts de toux, et qu'il dépendait seulement de la volonté de l'individu atteint de parler d'une voix perceptible : ce résultat, il l'obtenait souvent. Dans une autre série de cas, où les simulateurs persistaient dans leur aphonie, Sidlo leur démontrait que leur appareil phonateur était parfaitement sain ; les patients avouaient alors volontairement leur simulation ; car la certitude pour eux d'être démasqués dans leur mensonge leur causait une impression puissante. L'expression de leur physionomie changeait aussitôt, l'on y découvrait de l'anxiété et de la surprise ; ils étaient pris de tremblement général, et devenaient incapables de faire sûrement et tranquillement les choses les plus simples, tirer la langue par exemple ; ils se défendaient contre l'introduction de la sonde et du pinceau pour la faradisation intra et extra-laryngienne. La plupart parlaient déjà du premier au deuxième jour, quelques-uns seulement pouvaient mener leur simulation jusqu'au troisième jour ; Sidlo crut alors devoir poser les conclusions suivantes :

1° La production de la voix perceptible est, en supposant les circonstances normales, un acte soumis à la volonté ; cette particularité comprend implicitement la possibilité de la simulation de l'aphonie ;

2° Les rapports des cordes vocales pendant l'intonation sans voix perceptible, étaient dans la plupart des cas tels, qu'ils pouvaient être produits volontairement ou simulés. Dans les cas où les rapports des cordes vocales ne pourraient être produits volontairement, il ne faudrait pas pour cela exclure l'idée d'une simulation qui serait alors le résultat d'un ébranlement trop faible des cordes vocales et d'une intonation trop faible ;

3° Le cathétérisme laryngien, dans le but de déterminer la puissance fonctionnelle de l'appareil phonateur, a fixé l'aptitude fonctionnelle de celui-ci. Par la production du reflexe, c'est-à-dire par les efforts de toux éclatante ou rauque et enrouée, le mécanisme de l'appareil vocal démontrait que celui-ci, relativement aux conduits nerveux, à la puissance contractile des muscles intéressés, à la mobilité des cordes vocales et à leur ébranlement par l'air expirateur, était en état de fonctionner, et qu'il pouvait servir davantage encore qu'il n'avait de services à rendre dans l'action de parler ;

4° La capitulation d'une simulation d'aphonie constatée fut obtenue par différents moyens :

(*a*) En déclarant qu'en faisant tousser, on peut faire revenir la voix perceptible.

(*b*) Dans les cas où l'on refusait de faire des intonations perceptibles ou de parler d'une voix perceptible, Sidlo cherchait à amener le simulateur à capituler par l'introduction du pinceau laryngien, et l'emploi du courant électrique à l'intérieur et à l'extérieur du larynx.

(*c*) Aux malades qui opposaient de la résistance à ce procédé, on déclarait qu'ils exagéraient, qu'ils simulaient à dessein l'aphonie, que cette façon d'agir ne leur servirait à rien, et qu'au contraire elle leur nuirait.

L'impression que produisait sur eux l'idée d'être démasqués dans leur but malhonnête, ne manquait pas de se produire. Le tremblement, la défiance, la maladresse, l'angoisse, la surprise en étaient la conséquence : les manifestations de leur conscience déloyale, jointes aux données fournies par l'exploration du larynx, et les preuves de l'exagération, déterminent ainsi cette classe de simulateurs à abandonner l'aphonie.

Tel est l'avis de Sidlo. Selon moi, le simulateur se soucie fort peu des reproches de son cœur et des remords de sa conscience ; et si quelque chose lui fait cesser sa simulation, c'est la crainte de l'introduction fort peu agréable de la sonde laryngienne ou du courant électrique, qui est reconnu comme le moyen le plus rationnel dans les paralysies des cordes vocales.

Autrefois l'on se servait déjà de moyens presque aussi ennuyeux, mais peut-être moins innocents, et moins probants assurément, pour déjouer le prétendu malade aphone.

Parmi ces moyens on rangeait : l'ivresse, l'anesthésie de l'aphone, et l'inspiration de gaz provoquant la toux tels que : l'ammoniaque, l'acide sulfureux et le chlore. On court dans ce cas le danger de provoquer une bronchite violente dont la terminaison n'est pas toujours favorable. Aujourd'hui des voix autorisées réclament avec justice des précautions et de la prudence dans l'emploi de ce procédé, qui peut entraîner avec lui des suites funestes.

Avec Derblich nous condamnerons les moyens dangereux comme le chlore, employé autrefois pour déjouer les simulateurs d'aphonie. A ce propos, nous rappellerons que Boisseau se servit une fois dans un cas de simulation analogue, pour faire capituler son malade, des inspirations de chlore. Le malade recouvra la voix, il est vrai, mais il fut pris instantanément de symptômes violents de bronchite capillaire qui mirent pendant un certain temps ses jours en danger. (*Note du traducteur.*)

Aux erreurs du passé appartient du reste la confusion de l'aphonie *et du mutisme*. Aujourd'hui cette erreur n'est plus possible, puisque la physiologie nous permet de voir clair dans les fonctions de production de la voix et de la parole. Tout le monde connaît la différence qui existe entre le mécanisme de la voix et de la parole. Ce dernier exige un appareil plus compliqué que l'organe de la voix, qui peut être mis en activité sur le cadavre par une simple disposition du larynx, tandis que pour la formation de la parole, les lèvres, les dents, la cavité buccale et nasale, le pharynx et le voile du palais doivent entrer en même temps en action; mais c'est la langue qui joue le rôle principal. Ainsi les simulateurs présenteront de temps en temps une langue paralysée, tuméfiée et immobilisée. Certains individus ont l'adresse de raccourcir tellement leur langue, ou de la retenir au fond de la cavité buccale qu'elle paraît soudée avec elle. D'autres poussent si loin l'exercice et la gymnastique linguale que, contrairement à Démosthène, ils rendent leur langue incompréhensible au dernier point.

Les journaux de médecine rapportent beaucoup de cas

de mutisme simulé, dans lesquels la persévérance et la persistance des simulateurs ont frappé d'étonnement. A propos d'un cas remarquable de ces derniers temps, le docteur W. Roth publie dans les annales de 1874, d'après la communication de *O. Leary* dans *Army Medical Département. Report pour l'année 1874*, ce qui suit : « Un artilleur parfaitement bien portant déserta ; il fut saisi et puni de prison. Cet individu fut ensuite soumis à un traitement médical pour une impossibilité de parler. On regarda sa maladie comme simulée, il fut condamné à six mois de cachot et à un travail pénible. Il resta muet. Comme il se conduisait d'une façon irréprochable, et qu'il montrait beaucoup de zèle dans son emploi, on lui fit faire tout le service, excepté celui des gardes. L'on ne put, malgré cela, tirer de lui aucune parole. Ayant reçu un jour au cou une forte contusion, et un peu plus tard, étant tombé de cheval à l'exercice, il faillit être écrasé par les canons ; dans cette occasion il ne proféra aucune parole. Cette épreuve fit acquérir à tous la conviction qu'il y avait non seulement pour cet homme, mais encore pour les autres des dangers sérieux résultant de ce silence prolongé, et l'on était résolu à employer le procédé du congé si redouté du soldat anglais, lorsque tout à coup sans cause connue, cet homme recouvra la parole après avoir été muet pendant plus de trois ans ».

Nous concluons de ce fait que ce genre de simulation ne peut être mis en pratique d'une façon continue. En réalité, un individu peut difficilement se passer pour un certain temps de la parole, qui appartient autant à son existence qu'à l'activité de son intelligence. C'est une loi de la nature de l'organisme animal supérieur de manifester chaque sensation par des bruits. C'est pourquoi chaque animal témoigne le plaisir ou la douleur par des bruits. C'est pour ce motif que l'alouette n'est pas muette au printemps, et s'élève dans l'air en chantant. C'est pour ce motif aussi, que l'on trouvera rarement un homme qui pourra rester longtemps sans témoigner sa peine ou sa joie par des paroles articulées, ou des sons inarticulés. Aussi le simulateur le plus endurci finira par se trahir avec le temps, et par interrompre son mutisme ; aussi à force de patience et de persévérance, il arrivera au médecin observateur, et au personnel de santé placé sous ses ordres de triompher du silence du malade, et de l'amener à abandonner le plan astucieux qu'il avait conçu. Il faut excepter évidemment le cas d'idiotisme ou de crétinisme où le malade digne de pitié ne sent pas le besoin de parler, et où les organes de la parole perdent complétement avec le temps leur activité fonctionnelle. Ces malheureux peuvent néanmoins manifester leurs impressions par quelques bruits, qui ne sont quelquefois même que moitié articulés !

Un autre cas est celui de *l'aphasie* ou *de l'alalie* produite par des destructions ou des troubles morbides centraux dans les circonvolutions recouvrant la fosse de Sylvius, dans le corps strié, la moelle allongée ; ou bien l'aphasie est la conséquence d'un sentiment désagréable qui domine le malade.

Chez de semblables malades, l'on trouve dans la physionomie des signes d'une maladie plus profonde. Ils paraissent tristes ; l'expression de leur physionomie est lamentable, et ils semblent porter le deuil d'un bien qu'ils ont perdu. Parmi les autres signes.qu'ils présentent il faut citer : de la parésie dans diverses parties du corps, de la dysphagie, de l'hypersécrétion salivaire, du tremblement, des spasmes, du trouble dans l'activité cardiaque et respiratoire, des syncopes et d'autres symptômes analogues qu'il est difficile de simuler.

Parmi les différents vices de prononciation, *le balbutiement et le bégaiement* poussés à un haut degré dispensent toujours du service militaire. D'après la loi du recrutement allemand, le bégaiement ne rend impropre au service que conditionnellement.

En France, le bégaiement n'est incompatible avec le service militaire que quand il est assez prononcé pour empêcher de crier qui-vive et de transmettre intelligiblement une consigne. (*Note du traducteur.*)

Ces défauts de prononciation ne sont pas rares chez les individus anémiques et scrofuleux. Ceux qui en sont atteints d'une façon légère, ont une tendance à l'exagération, quand ils poursuivent un but; ils balbutient et bégaient d'une façon choquante quand ils se trouvent en société et quand ils sont embarrassés. Il est donc indiqué de les envoyer toujours en observation à l'hôpital, où l'on peut les examiner plus à son aise et plus tranquillement qu'au conseil de révision. Un bègue à un haut degré salive beaucoup, quand il essaie de prononcer les consonnes labiales : le bégaiement cesse ou s'amoindrit considérablement quand le bègue se trouve dans l'obscurité; il diminue dans les moments de joie, dans la colère, dans le chant, et dans la déclamation, ce qui n'existe pas chez le simulateur. C'est dans ce cas qu'il faut surtout de la sévérité et une observation attentive. Quand on soupçonne une simulation ou une exagération, il ne faut pas s'épargner la peine de faire parler l'individu suspect plusieurs fois pendant le jour et dans la nuit, de l'interroger soi-même et de lui faire raconter ou réciter aux autres quelque histoire. S'il sait lire, on l'oblige à le faire lentement, quelquefois aussi rapidement, mais toujours avec une intonation élevée, et avec plus ou moins de pathos. Il ne peut manquer d'arriver qu'une fois ou l'autre le simulateur ne sorte de son rôle, et qu'il ne prononce facilement sans balbutier et sans bredouiller certaines paroles ou certaines consonnes, qu'il ne réussissait autrefois à prononcer qu'au prix des efforts les plus pénibles.

Le balbutiement et le bégaiement sont des défauts qu'on apprend facilement à différencier après une observation minutieuse. Dans le balbutiement, les organes respiratoires ne sont pas troublés dans leur activité, l'organe de la parole est seul atteint, et à ce point qu'on se trouve dans l'impossibilité de prononcer certains sons, d'en former rapidement des mots, et de les exprimer facilement. Les consonnes vocales sont plus facilement prononcées, mais souvent interverties. Au lieu de R, on prononce g, ch, h, l, s, sr, ng et w, à la place de L, R, et à la place de b et p, m, et à la place de D et T, M. Certains mots sont faussement unis à d'autres ; d'autres ne sont articulés que faiblement, mollement et précipitamment. Celui qui balbutie parle confusément, d'une façon moins sûre, moins volontiers et avec plus d'interruptions que le bègue. Il existe certains sons, surtout des consonnes, qu'il ne peut pas prononcer. Le chant et la déclamation ne produisent chez lui aucun soulagement. Dans le balbutiement, il n'est pas rare de trouver des obstacles dans les lèvres et la langue, dans les mâchoires et dans les dents. Les lettres R, Z, X, C, G, F peuvent être prononcées moins péniblement par celui qui balbutie, que par celui qui bégaie. Celui qui balbutie parle mieux, quand il veut se gêner, il n'a pas tant d'angoisse, et ne lutte pas tant avec sa respiration que le bègue. Le simulateur n'est pas constant; tantôt il balbutie, tantôt il bégaie.

Pour démasquer la fraude dans ces troubles de la parole, l'on a eu recours à différents moyens tels que l'ivresse, la narcose, la privation de la nourriture et la surprise. Le dernier conduit plus sûrement au but sans illusions pour soi-même, et sans conséquence préjudiciable pour l'individu.

CHAPITRE XIII

Leur fréquence. — Faiblesse d'esprit. — Examen direct et indirect. —
Mélancolie. — Nostalgie. — Manie. — Idiotie.

Le nombre des malades atteints d'affections mentales est proportionnellement bien faible dans l'armée austro-hongroise. Si l'on consulte la statistique de 1842, l'on trouve que l'armée entière n'a fourni que quatre-vingt-trois cas d'affections mentales pour mille hommes de l'effectif moyen de l'armée. Chiffre bien favorable, si l'on songe que dans l'Europe centrale l'on rencontre un et deux aliénés par mille hommes, et que dans l'Europe septentrionale ce chiffre est encore plus élevé. On ne peut savoir nulle part combien l'on observe de cas de troubles intellectuels et d'aliénation mentale dans une année. Et cependant le médecin militaire se trouve souvent dans les hôpitaux, devant le conseil de révision et au régiment, dans l'obligation de donner son avis sur des affections mentales simulées.

Il n'est pas rare non plus que le médecin militaire ait à se prononcer rapidement sur les capacités intellectuelles de soldats, chez lesquels l'instruction militaire ne progresse pas, et qui sont atteints d'une lenteur d'esprit frappante, et d'une faiblesse intellectuelle marquée. Tous les conscrits pour ainsi dire, et surtout ceux qui sont cultivateurs ou manœuvres font preuve de mollesse dans leurs facultés ; il leur manque en outre la connaissance générale des choses spéciales. Il y en a beaucoup aussi chez lesquels la lenteur intellectuelle apparaît manifestement, poussée à un haut degré.

Bien que la dure discipline nécessite le sacrifice presque complet de la volonté, le service militaire exige cependant d'autre part une action indépendante et consciente, un jugement rapide et sûr, un caractère ferme et gai, une détermination libre ; et à tout cela l'on doit encore ajouter une santé psychique parfaite.

La faiblesse d'esprit se signale par une série de faits caractéristiques de la diminution de l'intelligence tels que : la naïveté, la stupidité, la fatuité, l'imbécillité, la démence, la bêtise, la sottise, le crétinisme, l'idiotisme, la niaiserie, etc. On ne peut assigner à chacune de ces formes une caractéristique précise, et trouver entre elles une différence mathématique. Elles présentent toutes en général les signes suivants : Attention faible, incapacité manifeste en plusieurs points, idées inexactes, jugements faux, même sur des choses journalières, faiblesse intellectuelle, affaiblissement des organes des sens, manque absolu d'une volonté ferme, sensibilité émoussée des nerfs périphésiques, tenue indolente, maladresse et voracité,

La faiblesse d'esprit est souvent aussi unie à l'épilepsie, et à un trouble des organes des sens.

Pendant une campagne et après la campagne surtout,
l'on présente souvent au médecin militaire, pour qu'il
donne son avis, des individus atteints d'aliénation mentale, affection qui a dû être déterminée par les fatigues
de la guerre qui vient de finir. En étudiant cès cas, il ne
faut pas oublier de penser à la simulation, car il n'est
pas rare de voir chercher à couvrir du manteau protec-
teur « de troubles intellectuels », des actions malhon-
nêtes. Il est grand en outre, le nombre des personnes
ou condamnés militaires qui essaient en prétextant la
faiblesse d'esprit, l'imbécillité, le délire ou l'idiotisme,
d'arrêter la marche des poursuites judiciaires et les châ-
timents qui les menacent, ou de les décharger de la faute
dont on les accuse.

Comme simulation de ce genre, nous pourrions raconter l'histoire
de B..., engagé conditionnel au 64e régiment de ligne qui, pour
échapper à des peines disciplinaires, et surtout pour ne pas être
obligé de recommencer une seconde année de service, simula l'imbécillité. Pendant plusieurs mois, il commit, à différentes reprises
des actes bizarres qui, au lieu de le faire passer pour imbécile à
nos yeux, n'ont servi qu'à nous prouver le contraire.

Une première fois, il alla insulter un officier qui passait devant
lui ; et le lendemain il reconnaissait avec nous qu'il avait eu tort,
et qu'il se rendait passible du conseil de guerre. Une autre fois il
se fabriquait une permission qu'il timbrait et signait lui-même,
prenait la tenue de permissionnaire, et essayait de prendre un
billet pour Paris. Mais, il était arrêté à la gare et ramené à la
caserne.

Malgré toutes ses tentatives, malgré tous ses efforts, l'examen
attentif et prolongé auquel nous nous sommes livré, l'observation
minutieuse que nous avons faite de son individu et de ses actes
nous a permis de dire que nous étions en présence d'un simu-

-lateur et de le livrer comme tel à l'autorité militaire. (*Note du tra-ducteur*).

Beaucoup de soldats contrefont l'aliénation mentale, par haine ou par vengeance, afin d'attirer des punitions à leurs chefs immédiats, les sous-officiers qui leur ont infligé des mauvais traitements qui ont porté surtout sur la tête et la face; d'autres prétextent une marche forcée, ou une manœuvre pénible qu'ils ont faite pendant une journée chaude, afin de faire croire qu'ils sont devenus fous à la suite d'une insolation. D'autres aussi paraissent atteints de nostalgie, quand ils sont envoyés dans une garnison éloignée de leur sol natal. Enfin il y a des invalides qui, sortis guéris des maisons d'aliénés, simulent des récidives pour retourner dans les asiles qu'ils ont quittés, parce qu'ils y trouvent une alimentation meilleure, des soins plus attentionnés, et parce qu'ils peuvent y continuer à vivre sans effort et sans privation.

Le diagnostic de simulation est bien plus délicat dans les maladies mentales que dans les affections somatiques, parceque les limites entre la santé et la maladie sont bien difficiles à préciser. Au reste Senèque a dit : « *Nullum magum ingenium sine dementiâ* ». Venant de grands esprits, cette sentence a beaucoup plus de valeur, que si elle était prononcée par des hommes mauvais, vicieux et d'une éducation peu soignée.

Dans aucun cas une observation longue, durant même plusieurs semaines, et un diagnostic différentiel minutieux n'est indiqué d'une façon plus pressante que chez les individus que l'on soupçonne de simuler des troubles intellectuels. Ici, il faut tenir compte des circonstances et des symptômes les plus simples en apparence, étudier dans chaque fait particulier tous les détails avec la plus scrupuleuse perspicacité, pour ne pas être induit en erreur par le simulateur. Car le diagnostic de la maladie mentale simulée est au fond très difficile, parce qu'on ne possède sur elle aucune donnée constante et caractéristique.

Pour gagner la confiance d'un individu soupçonné de simulation, il est prudent d'ajouter la plus grande foi aux déclarations qu'il fait, de l'observer et de l'examiner avec la plus grande attention, sans qu'il s'y attende, aussi bien le jour que la nuit, et d'étudier toutes ses paroles et tous ses actes. Autrefois on partait de ce principe, qu'il était plus facile de déjouer le simulateur, quand on réussissait à l'empêcher d'employer toutes ses facultés intellectuelles à atteindre son but. A cet effet, on le mettait dans un état d'ivresse complet; mais aujourd'hui, l'on repousse évidemment ce moyen.

A la question de savoir si l'on peut simuler des maladies mentales, les médecins aliénistes répondent en émettant des opinions différentes.

Jessen soutient que la simulation ne se présente que chez des individus atteints plus ou moins déjà de troubles intellectuels. Richarz nie également l'existence d'une simulation des maladies mentales. La simulation, pense Richarz, peut être déjà regardée comme une forme d'aliénation mentale existante, parce que l'aversion pour la simulation existe dans l'esprit humain sain à un degré tellement prononcé que l'homme emploiera pour son salut tous les autres moyens, avant de se résigner à faire usage de celui qui, pour lui, constitue déjà un début de maladie.

Richarz examine ensuite l'individu au point de vue de l'existence d'une affection mentale : dans les cas où l'existence de cette affection doit être absolument repoussée, il pense seulement alors à une simulation. Brocher procède d'une façon tout opposée, il s'en rapporte à cette maxime de police bien connue : « *Nemo præsumitur bonus, nisi*, etc., etc. » Il cherche donc d'abord la simulation, en supposant qu'elle existe, puis quand il n'en rencontre aucune trace, il pense seulement à l'aliénation mentale.

Le médecin expert ayant toujours présent à la mémoire cette sentence bien connue : « *Medium tenuere beati* », ne conclura que d'après les résultats objectifs de son examen, si l'individu qu'il a examiné a des penchants pour la simulation, ou si au contraire, il souffre réellement d'une maladie mentale. Il sera autorisé à soupçonner une simulation, lorsqu'il ne trouvera pas de raison plausible, matérielle ou psychique, qui puisse expliquer l'explosion subite d'une affection mentale, quand le prétendu aliéné ne présente aucune illusion des sens, lorsqu'il n'a pas été exposé à des influences qui auraient pu déterminer chez lui de l'excitation ou de l'émotion, quand enfin dans sa physionomie, dans son habitus, dans sa tenue, dans sa manière de faire, ou sa manière d'être, il ne présente en rien l'aspect d'un aliéné.

L'examen doit être direct et indirect. Par l'examen indirect, on se propose d'étudier la vie antérieure, l'éducation, les habitudes, les maladies précédentes, les blessures reçues et surtout les causes étiologiques invoquées,

Parmi les causes étiologiques, l'hérédité, cet arbre généalogique psychique, d'après Krafft Ebing, joue un rôle des plus importants; on la rencontre en effet dans un quart des maladies mentales observées.

Dans la population civile, on peut rarement savoir quelque chose de positif à ce sujet. Mais les recherches faites par moi sur les maladies mentales présentées par les officiers et les différents militaires, m'ont prouvé aussi que l'hérédité jouait le plus grand rôle dans les affections mentales.

Grilli (*Pazzia nei militari giorna di medico militari* 1870, p. 129), prouva aussi le rôle de l'hérédité. Elle exista 4 fois chez 18 officiers et 25 fois chez 86 soldats atteints d'affections cérébrales. Si cette cause héréditaire existe, et s'il se montre en même temps des indices de troubles intellectuels, il n'y a pas à essayer de les guérir. Si l'on arrivait à une guérison, il y aurait peu de temps après, ou même longtemps après des récidives. D'après Grilli, il faudrait aussi peu incorporer ces individus, que ceux dont les parents avaient des troubles cérébraux, quand on se souvient du proverbe tant de fois répété : « *Semel furiosus, semper præsumitur furiosus* ». Suivant un grand nombre de médecins aliénistes, l'hérédité maternelle semble être beaucoup plus dangereuse. L'existence dans la famille de certaines maladies nerveuses ou d'états nerveux particuliers, tels que l'épilepsie, l'hystérie, le delirium tremens, prédispose encore aux maladies mentales. Une éducation mal faite et une instruction mal soignée, deviennent ainsi des sources abondantes de dégradations intellectuelles.

L'examen direct porte sur l'individu même, qui doit

être l'objet de l'observation. Dans cet examen, on a à interroger son habitus, sa physionomie, ses caractères moraux et intellectuels, ainsi que les fonctions et les troubles de son organisme. Il faut rechercher préalablement les influences qui agissent d'une façon immédiate sur le cerveau et ses enveloppes, ou seulement par l'intermédiaire d'autres organes qui produisent alors les maladies cérébrales.

Une mauvaise conformation, des anomalies, des blessures, des maladies du crâne, de l'hypérémie, de l'anémie du cerveau et de ses enveloppes, des insolations, des maladies des organes respiratoires ou circulatoires, le typhus, l'alcoolisme, diverses maladies de la peau et des reins, le saturnisme, les narcotiques, la syphilis constitutionnelle, des maladies chroniques de la moëlle épinière, des excès de tension intellectuelle, la frivolité, l'irritabilité, les passions, les émotions, l'amour, l'onanisme, la peur, les chagrins, l'ambition, la haine, ont la plus grande influence sur le développement des affections cérébrales. Chez ces malades, il n'est pas rare de rencontrer une infirmité, du bégaiement, une conformation défectueuse des oreilles et des névralgies, etc., etc.

Dans les cas où il n'existe aucune de ces causes prédisposantes, où au contraire l'imminence d'une punition, la propension à l'exagération, semblent vouloir appeler l'attention ou la commisération, l'on sera autorisé à concevoir des doutes qui ne feront que s'accentuer, si l'expression caractéristique de la physionomie, qui ne ment pas chez celui qui est atteint véritablement d'une affection mentale, fait défaut. Le médecin expérimenté peut tirer de la physionomie d'un homme qu'il a observé minutieusement, des renseignements suffisants pour arriver à savoir quel est l'état psychique de celui qu'il a examiné. La physionomie nous met généralement dans la possibilité de reconnaître par les traits de l'individu, sa pensée, son tempérament, ainsi que la mesure de ses forces intellectuelles. La physionomie ne s'attache pas seulement aux traits, mais encore elle donne quelque chose de spécial à la voix, au regard, à la démarche, et au maintien du corps tout entier.

Le simulateur ne peut que très rarement et toujours superficiellement imiter la mine, les gestes caractéristiques, le maintien et l'expression particulière des troubles intellectuels qu'il prétexte. Il simulera grossièrement certains traits, il fera des grimaces, il exagèrera, mais jamais il ne pourra offrir, au médecin qui observe sévèrement, l'image fidèle et exacte de la maladie qu'il cherche à simuler. Il parlera continuellement de sa folie, l'augmentera beaucoup, en fera parade, contrairement à l'aliéné véritable qui nie d'une façon opiniâtre son aliénation, et qui s'efforce de la cacher. Ce fait était déjà connu du temps d'Horace : « *Stultorum incurata pudor malus ulcera celat* ». Mais ici il ne s'agit pas seulement des ulcères dans le sens matériel. A chaque question en outre, le simulateur croit devoir faire une réponse absurde, et n'ayant aucun rapport avec la question ; fait qui ne se présente pas chez le véritable aliéné.

Beaucoup de mélancoliques et d'hypochondriaques observent aussi dans leurs explications une certaine filiation logique ; leurs jugements et leurs conclusions seront bien fondées, mais leurs hypothèses sont fausses.

Le simulateur au contraire pose des prémisses justes, et tire des conclusions fausses, absurdes complètement, et surtout illogiques à dessein.

Les accès chez le simulateur n'ont lieu qu'en présence du médecin, ou quand on le regarde ; tandis que le malade véritable reste identique à lui-même et se tient même en garde en présence de personnes étrangères.

L'écriture des aliénés nous fournit aussi des éclaircissements diagnostiques importants, autant par les renseignements qu'elle nous donne des idées qui dominent le malade, et de son état intellectuel subjectif, que par les caractères graphiques qu'elle soumet à notre examen. C'est surtout chez les fous et les aliénés qui opposent aux questions dont on les presse, un silence opiniâtre, que l'écriture est un secours diagnostique puissant. En général les aliénés se trahissent par leurs écrits dans lesquels ils s'abandonnent davantage que dans leurs paroles, et souvent l'on est étonné de la quantité de non-sens soigneusement cachés par un malade qui parlait raisonnablement, non-sens qui viennent se dévoiler dans ses lettres et dans ses écrits.

Dans les écrits on remarque surtout une incertitude des caractères (paralytiques) et une modification de l'écriture (aliénés). L'on peut dire qu'à chaque forme essentielle d'aliénation, correspondent en général des particularités distinctives de l'écriture et du style (*Lehrbuch der gerichtlichen Psychopathologie von D. R. von Krafft Ebing*, 1875, § 71). Sans aucun doute le médecin expérimenté tirera chez son malade la plus grande valeur de ces données, et saura opposer au simulateur les résultats certains qu'elles lui auront fournis.

Parmi les formes diverses de l'aliénation, le simulateur peut imiter surtout l'aspect triste, et le regard fixe et ombrageux *du mélancolique*. La mélancolie est au début, d'après Meynert, la forme la plus fréquente de l'aliénation mentale ; aussi c'est elle qui est le plus souvent simulée. Ensuite le simulateur est en état de jouer à l'individu affligé, morose, inquiet et tourmenté par des sentiments douloureux. Quelquefois il ira jusqu'à refuser de prendre de la nourriture. Souvent même il n'aura pas honte d'uriner et de faire ses excréments au lit.

L'individu sain d'esprit, qui diminue son alimentation sans motif, ne fera pas durer longtemps ce refus de nourriture ; il ne pourra en outre jamais maigrir autant que le véritable mélancolique, l'appétit ne sera pas diminué chez lui, la constipation ne sera pas aussi longue, il ne souffrira pas comme le véritable aliéné, d'un sommeil interrompu, peu réparateur, et rempli de cauchemars terribles.

La respiration, enfin n'est pas aussi spasmodique, incomplète et faible que chez l'individu réellement atteint de mélancolie ; le simulateur n'a pas non plus ce pouls faible, filiforme, ces extrémités froides, cyanosées, cette immobilité durant des jours entiers que l'on rencontre chez le mélancolique qui, immobile et muet, renferme en lui son chagrin, ne répond à aucune question, et se plaint toujours de persécutions.

Une variété de mélancolie que l'on rencontre fréquemment chez le soldat, c'est *la nostalgie*. Les véritables nostalgiques se montrent chagrins de tout, sont insensibles à tout, excepté à ce sentiment seul qui les anime, celui qui tend à les rapprocher de leur sol natal. Leur aspect pâle et blême, leur visage creusé par la douleur, la tristesse qui se remarque dans tout ce qu'ils font, les symptômes d'une anémie qui est souvent pernicieuse, l'anéantissement des fonctions digestives, et la joie immense qu'ils éprouvent en recevant des nouvelles de leur famille, leur donnent une physionomie spéciale et méconnaissable que le simulateur ne réussit pas à imiter. Au point de vue psychique, les illusions des sens, le délire des persécutions, l'indifférence religieuse, le suicide, sont propres à la mélancolie.

Le tableau *du maniaque* est encore plus difficile à bien remplir. Une exaltation de sentiments joyeux, l'extravagance, l'ambition, la haine, le ressentiment, la verbosité, le manque aux convenances peuvent être simulés un certain temps par des individus peu adroits ; mais le simulateur le plus exercé ne peut avoir assez en sa puissance le jeu de ses yeux pour pouvoir imiter l'explosion de joie, la mobilité étonnante, l'éclat caractéristique, le regard farouche et flamboyant du véritable maniaque. Son verbiage ne reproduira pas non plus ce flux d'idées extraordinaires de l'aliéné.

Dans cette agitation, dans ce mouvement continuel, le maniaque peut passer bien des nuits sans sommeil ; phénomène que Celse connaissait et qui lui avait fait écrire ces paroles : « Somnum in histam difficile esse quam necessarium ». Le simulateur ne pourra résister au besoin de dormir, et après une agitation de quelques heures, il sera emporté par le sommeil. Il dormira alors longtemps et profondément.

Le maniaque véritable présente des prodromes ; son état s'annonce par des signes avant-coureurs. Il souffre d'abord de céphalalgie, d'agitation et de prostration ; le pouls est accéléré, la langue le plus souvent chargée, l'appétit nul ou poussé jusqu'à la voracité, l'urine ou alcaline ou fortement acide, mais jamais neutre. Le malade souffre aussi la plupart du temps de constipation, sa tête est généralement chaude, les extrémités au contraire sont froides, et la peau presque insensible au froid ou à la chaleur. Le corps tout entier maigrit, et ce n'est que plus tard que le délire apparaît. Les signes caractéristiques dans la manie et la folie, sont : l'opinion exagérée de soi-même, la chasse aux idées, l'exaltation facile du sentiment, et le changement subit dans la voix et dans les opinions. Dans la folie, cependant, il y a plus de méthode. Mais le malade en a aussi peu conscience que de l'illusion à laquelle il s'adonne complètement.

Les idées délirantes et les tableaux imaginaires changent souvent, et ne sont pas toujours empruntés au cercle des idées dans lequel le malade avait l'habitude de se mouvoir. Ils changent et sont fortuits. Mais la maladie fondamentale existe, reste la même, et elle porte toujours le même cachet, soit de l'exaltation, soit de la dépression. Le changement d'une idée délirante, le passage d'une excentricité à une autre n'est pas même instantané.

Chez le simulateur au contraire, on n'observe habituellement point de changement graduel, il lui manque subitement le souvenir ; il est tourmenté par les idées fixes les plus variées, par les illusions les plus extraor-

dinaires ; les accès se produisent spontanément sans
motif évident, et toujours sans raison appréciable.

Il est encore bien plus difficile de simuler l'*imbécillité*, terminaison la plus déplorable de toutes les maladies mentales, que les deux autres maladies que nous
venons de décrire précédemment.

Dans cette affection, il y a au début ou de l'excitation, ou une tristesse liée à une grande stupeur.

L'imbécillité peut être aussi congénitale.

Dans tous les cas la maladie est écrite sur la physionomie du malade, comme sur toute sa personne.

Les traits du visage montrent de la somnolence et de
l'inanité ; au front l'on remarque des sillons transver-
saux, le regard est fixe ou fuyant ; la bouche est ouverte
et la langue pend fréquemment entre les dents.

La puissance d'idéation ou de souvenir est éteinte ; la
volonté est presque étouffée, la parole confuse et em-
brouillée, et les mots sont mal prononcés ou changés.
Les mouvements sont aussi lourds et maladroits. Toute
l'attitude du corps est nonchalante, et les fonctions
corporelles s'écartent considérablement de la normale
dans bien des cas, surtout pour la défécation et la miction. La peau est rude et sèche. Dans le dernier stade
de la maladie, se montrent différentes paralysies ; l'urine
s'écoule goutte à goutte, le malade est ensuite prédisposé
à l'émission involontaire des fèces et de l'urine, et peut
être atteint de convulsions de différentes espèces.

Le simulateur n'est jamais capable de produire d'une
façon permanente de semblables symptômes.

Malgré tout les maladies cérébrales restent en général,
au point de vue de leur diagnostic, une des difficultés

qui mettent à l'épreuve toutes les connaissances et toute la patience des médecins. C'est pourquoi leur observation purement objective et impartiale, n'en est indiquée que d'une façon plus rigoureuse.

C'est à cause du nombre, des variétés, et des degrés si nombreux et si différents des maladies cérébrales que le point difficile du diagnostic réside dans l'observation et dans la description exacte, fidèle et logique des symptômes. Tel malade présente sa maladie nue, et à découvert; tel autre la recouvre d'un manteau épais. Tous les efforts du médecin doivent donc tendre à faire disparaître l'enveloppe pour remplir sa mission à la lumière du jour. Dans ce but, il n'aura pas seulement à mettre à profit sa perspicacité et sa patience, mais encore toutes les conquêtes de l'art et de la science.

Le diagnostic comparatif et la séméiotique serviront de flambeaux. La mécanique renseignera sur l'augmentation ou la diminution du poids du corps, et avec le secours de la chimie; de la thermométrie, de l'ophthalmoscopie et de la microscopie, le médecin sera mis en état de différencier le vrai du faux, et de prononcer un jugement droit, juste, et basé sur des données scientifiques indiscutables.

TABLE DES MATIÈRES

CHAPITRE VI

CHAPITRE VII

CHAPITRE VIII

CHAPITRE IX

CHAPITRE X

CHAPITRE XI

CHAPITRE XII

CHAPITRE XIII

www.ingramcontent.com/pod-product-compliance
Ingram Content Group UK Ltd.
Pitfield, Milton Keynes, MK11 3LW, UK
UKHW021020140726
13695UKWH00001B/374